Diabetes

Vorbeugen und Heilen ohne Medikamente

Raus aus der Insulinfalle mit dem 12 Punkte Plan

Dr. Claudia Berger

I M P R E S S U M

Diabetes

Vorbeugen und Heilen ohne Medikamente

Raus aus der Insulinfalle mit dem 12 Punkte Plan

Von Dr. Claudia Berger

ISBN: 978-3-96111-791-8

Bildnachweis Buchcover: Daniela Barreto / Shutterstock

Design Buchcover: Franziska Buhl

Printed in Poland by Sowa Sp. Z. o. o.

Bestellung & Auslieferung erfolgt über die Nova MD GmbH

INHALT

Einleitung

Diabetes Erkrankungen nehmen weltweit rasant zu, dabei sind neun von zehn Betroffene an Typ-2-Diabetes erkrankt. Bisher galt eine Heilung als unmöglich, eine lebenslange Medikamenteneinnahme war die Folge.

Neueste wissenschaftliche Erkenntnisse setzen bei der Ursache an und können so die Gesamtsituation der Erkrankten enorm verbessern. In den meisten Fällen können so Medikamente reduziert oder sogar ganz darauf verzichtet werden. Eine Heilung ist heute möglich, wenn man an allen ursächlichen Punkten ansetzt. Nicht nur Ernährung, Bewegung und Stress spielen eine entscheidende Rolle auch die Aufnahme von Vitalstoffen und Mineralien sind zu optimieren. Darüber hinaus gilt es den Körper zu entgiften, um so die Basis für eine Heilung zu ermöglichen.

Mit dem vorgestellten 12 Punkte Plan, welcher auf den neuesten Studien basiert, können Betroffene mit Diabetes Typ 2 aus der Insulinfalle herausfinden bis zur Heilung. Selbst bei einer Diabetes Typ 1 Erkrankung kann man eine enorme Verbesserung erreichen.

Betroffene müssen sich vor Augen führen, dass ein schlecht eingestellter Blutzucker zu Amputationen, Erblindung, Dialyse oder Herz- und Gefäßkomplikationen führen kann. Drei Viertel aller Menschen mit Diabetes sterben letztlich an einem Herzinfarkt oder Schlaganfall.

Auffallend ist die schulmedizinische Behandlung bei Diabetes. In vielen Fällen wird die Krankheit lediglich symptomatisch behandelt, denn chronisch Kranke sind in Arztpraxen gern gesehene Patienten. Sie belasten das Budget nicht - dank Sonderregelungen und sind eine sichere Einnahmequelle. Das individuelle Leid eines Betroffenen ist Alltagsgeschäft, glücklicherweise denkt nicht jeder Arzt so.

Die „Wunderpille", mit der man Diabetes heilen kann, gibt es leider noch nicht. Dennoch kann man durch Eigeninitiative seinen Gesundheitszustand enorm verbessern und sogar eine Heilung ist möglich. Dies erfordert jedoch ein konsequentes Umdenken und ein Brechen mit alten, lieb gewordenen Gewohnheiten - und zwar dauerhaft. Unsere Lebensweise ist sehr unnatürlich, was aber nicht bedeutet, dass wir in die Steinzeit zurückkehren müssen, wenn wir etwas ändern wollen. Wir bewegen uns zu wenig und ernähren uns wie ein Schwerstarbeiter bezüglich der Kalorien. Wichtige Vitalstoffe wie Vitamine, Mineralien etc. nehmen wir viel zu wenig auf. Hinzu kommt beruflicher und manchmal auch privater Stress, der einem das Leben zur Hölle machen kann. Dies sind wichtige Stellschrauben, an denen wir etwas verändern können. Es ist schon viel erreicht, wenn das Ziel der Reduktion von Medikamenten und eine Verbesserung des allgemeinen Gesundheitszustands (u. a. die Folgen von Diabetes) erreicht werden. Dies sollte Ansporn sein, für sich selbst Sorge und Verantwortung zu übernehmen und Ärzte eines Besseren zu belehren.

Diabetes – Eine kurze Erklärung!

Diabetes mellitus bedeutet so viel wie „honigsüßer Durchfluss". Dieser Begriff entstammt einer Zeit, als der Blutzucker noch nicht direkt gemessen werden konnte, sondern die Diagnose durch eine Geschmacksprobe des Urins des Patienten gestellt wurde. Wenn nämlich hohe Zuckerwerte im Blut vorhanden sind, wird dieser mit dem Urin ausgeschieden. Der Urin schmeckte also süßlich. Durchfluss bezieht sich auf die große Trinkmenge, die entsprechend die Niere passierte, um den Zucker auszuschwemmen.

Diabetes ist eine Störung des Zuckerstoffwechsels, der zu einem dauerhaften hohen Blutzuckerspiegel führt. Diabetes mellitus ist jedoch eine komplexe Erkrankung des Stoffwechsels, die im weit vorangeschrittenen Stadium zum Metabolischen Syndrom (gekennzeichnet durch eine abdominelle Fettleibigkeit, Bluthochdruck, zu hohe Blutfettwerte und eine Insulinresistenz) führt. Entweder wird kein Insulin mehr gebildet wie beim Diabetes Typ 1 oder das vorhandene Insulin reicht nicht aus, um die Zuckermenge aus dem Blut zu schaffen wie beim Diabetes Typ 2 bzw. es bestehen Insulinresistenzen. Insulin ist ein Hormon, welches in der Bauchspeicheldrüse in den „Langerhansschen Inseln" (= Beta-Zellen) hergestellt wird. Es ist ein Vehikel, welches den Hauptzweck erfüllt, den Blutzucker in die Zelle zu transportieren, wo er dann zur Energiegewinnung verstoffwechselt wird. Aber Insulin hat auch Effekte auf den Fett- und Eiweißhaushalt im menschlichen Organismus.

Welche Diabetes Formen unterscheidet man?

Prädiabetes - Vorstufe zur Diabetes

Liegt der Nüchtern-Blutzucker zwischen 100 und 125 mg/dl, so kann dies eine Vorstufe zur Diabetes-Erkrankung darstellen. Man spricht von einer abnormen oder gestörten Nüchtern-Glukose (Impaired Fasting Glucose, IFG). Dieser Blutzuckerwert zeigt an, dass Diabetes noch nicht vorliegt, der Patient jedoch auf dem besten Weg ist zu erkranken.

Beim Prädiabetes bildet die Bauchspeicheldrüse ausreichend Insulin, um die vorliegende Menge an Blutzucker binden zu können und diesen dann in die Körperzellen einschleusen zu können. Die Körperzellen öffnen ihre Pforte nicht, um den Blutzucker hereinzulassen, gleichwohl sie ihn zur Energiegewinnung benötigen. Also verbleibt der Zucker notgedrungenerweise zunächst im Blut. Der hohe Gehalt an Blutzucker veranlasst die Bauchspeicheldrüse noch mehr Insulin zu produzieren, denn schließlich ist es ihre Aufgabe bei einem hohen Blutzuckergehalt durch Insulinproduktion für eine Absenkung zu sorgen. Die meisten Körperzellen hingegen „weigern" sich weiterhin, den Zucker mit dem Transporter Insulin aufzunehmen. Folglich findet man im Blut in diesem Stadium in Relation eine große Menge an Insulin, gleichwohl der Nüchtern-Blutzucker nur geringfügig erhöht ist.

Diabetes mellitus Typ 1

Diabetes mellitus Typ 1 macht etwa 5 % aller Diabetes-Erkrankungen aus. Dieser Typ kann in jedem Alter auftreten, meistens tritt er vor dem 35. Lebensjahr auf, die Neuerkrankungsrate ist am höchsten im Alter zwischen 11 und 13 Jahren. Daher wurde der Typ-1-Diabetes früher als Jugenddiabetes bezeichnet. Mittlerweile ist das Auftreten sogar auf ein Lebensalter von 40 Jahren angestiegen.

Typ-1-Diabetes ist eine Autoimmunerkrankung. Dies bedeutet, dass der Körper durch eine Fehlsteuerung des Immunsystems Antikörper gegen das eigene Gewebe aussendet, in diesem Fall gegen die B-Zellen der Bauchspeicheldrüse. Das Immunsystem unterscheidet bei einer Autoimmunerkrankung also nicht mehr zwischen fremden und potenziell schädlichem Material einerseits und dem körpereigenem Gewebe andererseits. Die Antikörper sind schon einige Jahre vor Ausbruch der Erkrankung nachweisbar, zum Krankheitsbild kommt es erst, wenn ca. 80 % aller B-Zellen zerstört sind.

Therapeutisch wird dem Typ-1-Diabetes durch künstliche Gabe von Insulin begegnet. In der Vergangenheit wurde Insulin aus den Bauchspeicheldrüsen von Tieren gewonnen, mittlerweile ist die Gentechnologie in der Lage, das Gen für die Insulinproduktion in Bakterien einzubauen, die dann menschliches Insulin produzieren.

Diabetes mellitus Typ 2

Der Typ-2-Diabetes ist mit 90 % die häufigste Form von Diabetes. Die Erkrankung tritt eher nach dem 40. Lebensjahr auf, mit zunehmendem Alter steigt das Risiko, an dieser Erkrankung zu leiden. Etwa die Hälfte aller Diabetiker vom Typ 2 ist über 65 Jahre alt. Diabetes Typ 2 tritt gehäuft auf mit Fettleibigkeit, Bluthochdruck und Fettstoffwechselstörungen, dem sogenannten Metabolischen Syndrom. Weltweit ist eine Zunahme der Diabetes-Erkrankung vom Typ 2 zu verzeichnen. Als Hauptursache wird eine falsche Ernährung, Übergewicht und Bewegungsmangel angesehen. Auffallend ist das immer früher werdende Erkrankungsalter. In vielen Fällen stellt man eine familiäre Häufung fest, sodass eine genetische Veranlagung angenommen wird. Es handelt sich im Prinzip um eine Fortsetzung des Dilemmas des Prädiabetes.

Insulin ist in großen Mengen vorhanden, Zucker ebenso, aber die Zellen des Körpers sind nicht in der Lage, den benötigten Zucker aufzunehmen. Diesen Zustand bezeichnet man als Insulinresistenz. Erklären kann man die Insulinresistenz durch Veränderung an den Insulinrezeptoren der Zellen. Beim Typ-2-Diabetes kann es nicht nur zu einer Insulinresistenz der Körperzellen kommen, sondern es kann auch ein Mangel an Insulin bestehen, jedoch ist die Insulinresistenz häufiger.

Die Nüchtern-Blutzuckerwerte liegen über 126 mg/dl. Schließlich versucht der Körper behelfsweise die hohen Zuckerwerte im Blut zu reduzieren, indem einerseits die Niere Zucker ausschwemmt, andererseits wird ein großer Teil des „überschüssigen" Zuckers in Cholesterin und Triglyceride umgewandelt. Schulmedizinisch betrachtet sind dies die Ursachen für verstopfte Arterien (Arteriosklerose). Allein durch eine verstärkte körperliche Betätigung und einer Gewichtsreduktion lässt sich die Erkrankung bei vielen Menschen kontrollieren.

Weitere Formen von Diabetes

Die weiteren Formen von Diabetes sind zahlenmäßig weniger bedeutsam. Dazu zählen der **Diabetes Typ 4**, auch Schwangerschaftsdiabetes (Gestationsdiabetes) genannt. Diese Diabetes-Form tritt erstmals während einer Schwangerschaft entweder als Typ 1 oder Typ 2 auf. Häufig kommt es nach der Geburt zu einer Normalisierung des Zuckerhaushaltes, meist liegt eine Glukosetoleranzstörung vor. Das Risiko an Diabetes Typ 4 zu erkranken ist erhöht, wenn eine erbliche Vorbelastung besteht und die Schwangerschaft nach dem 30. Lebensjahr erfolgt sowie beim Vorliegen von Übergewicht.

Eine weitere Form ist der **Diabetes Typ 3**. Dieser Typ wird in 8 Untergruppen eingeteilt, je nach Ursache der Entstehung. Als Ursache kommt ein genetischer Defekt der B-Zellen in Betracht oder genetische Defekte der Insulinfreisetzung. Auch eine zerstörte Bauchspeicheldrüse durch eine Entzündung kann diesen Diabetes-Typ auslösen. Weitere Ursachen sind hormonelle Störungen, Infektionskrankheiten, Störungen des Immunsystems, andere genetische Erkrankungen (Down-Syndrom, Chorea Huntington, u. a.) sowie eine Induktion durch Medikamente, vor allem durch Immunsuppressiva und Glucocorticoide.

Eine Sonderform des Typ-1-Diabetes ist **LADA** (= latent autoimmune diabetes mellitus in adults"). Diese Form tritt in der Regel nach dem 30. Lebensjahr auf. Die Erkrankung verläuft langsamer als der klassische Typ-1-Diabetes. Zunächst treten die typischen Symptome der Überzuckerung auf. Die Insulinproduktion ist vorhanden und der erhöhte Blutzucker kann mit Tabletten reduziert werden. Erst im weiteren Verlauf der Erkrankung werden die Patienten insulinpflichtig. Antikörper gegen die B-Zellen der Bauchspeicheldrüse sind nachweisbar und die Wahrscheinlichkeit an weiteren Autoimmunerkrankungen zu erkranken ist hoch.

Die Bauchspeicheldrüse - Das zentrale Organ der Insulinherstellung

Das Organ, das im Mittelpunkt bei der Erkrankung von Diabetes steht, ist die Bauchspeicheldrüse. Die Bauchspeicheldrüse (Pankreas) ist ein Drüsenorgan, welches im Oberbauch des Menschen liegt, eine Länge von 14-18 cm aufweist und ca. 70-100 g schwer ist. Das Organ liegt im Oberbauch hinter dem Magen zwischen Dünndarm und Milz sowie vor der großen Bauchschlagader (Aorta). In Bezug auf die Wirbelsäule liegt die Bauchspeicheldrüse auf Höhe des zweiten Lendenwirbels. Die Hauptaufgabe der Bauchspeicheldrüse besteht in der Bereitstellung von Verdauungsenzymen und Hormonen.

Verdauungsenzyme sind Eiweiße, welche über die Fähigkeit verfügen die Nahrung in ihre Bestandteile aufzuspalten und die Nahrungsaufnahme über die Darmschleimhaut somit einzuleiten. Dementsprechend findet man Lipasen, welche Fette spalten, Amylasen für die Aufspaltung von Kohlenhydraten, die Peptidasen Trypsin und Chymotrypsin für die Verdauung von Eiweißen und darüber hinaus findet man Nukleasen, die teilweise oder vollständig Nukleinsäuren abbauen können.

Die Hormone der Bauchspeicheldrüse werden in einem kleinen Areal hergestellt, welches auch als Inselorgan oder als Langerhanssche Inseln bezeichnet wird. Die Zellen ordnen sich diffus in Gruppen im gesamten Organ an, bei der Betrachtung unter dem Mikroskop erinnern sie an das Aussehen von Inseln. Am häufigsten (Anzahl etwa 1 Million) findet man die Inseln im hinteren Anteil der Bauchspeicheldrüse, dem sogenannten Schwanz. Mit rund 80 % ist das Insulin das am meisten hergestellte Hormon. Im Organismus erfüllt es die Aufgabe, den im Blut befindlichen Zucker in die Körperzellen einzuschleusen. So kommt es zur Senkung des Blutzuckerspiegels.

Bei einem vollständigen Fehlen oder bei einem Mangel an Insulin kommt es zur Zuckerkrankheit (Diabetes mellitus). Es kann auch zur Insulinresistenz kommen. Darunter versteht man eine fehlende Reaktion auf das Insulin im Zielgewebe. Alle Körperzellen werden durch Insulin mit Energie versorgt, mit Ausnahme der Gehirnzellen, sie können Zucker direkt aufnehmen.

Insulin wird von den als B-Zellen bezeichneten Zellen produziert. Die A-Zellen sind der Gegenspieler. Bei einem gesunden Menschen, dessen letzte Mahlzeit eine gewisse Zeit zurückliegt, sorgt das Hormon Glucagon (hergestellt von den A-Zellen) dafür, dass Zucker aus den gespeicherten Vorräten der Leber mobilisiert wird und die Energieversorgung in den Körperzellen sicherstellt. Ein Stoffwechselgleichgewicht liegt vor, wenn der Blutzuckerspiegel 0,9 mg/ml Blut beträgt. Steigt der Blutzuckerspiegel über diesen Wert an, so wird bei einem gesunden Menschen Insulin ausgeschüttet, damit der Blutzuckerspiegel wieder sinkt. Fällt der Blutzuckerspiegel unterhalb dieses Wertes, so sorgt Glucagon für einen Anstieg des Blutzuckerspiegels. Zwischen beiden Hormonen besteht eine negative Rückkopplung.

Zu einem geringeren Anteil produziert die Bauchspeicheldrüse noch Hormone wie das Somatostatin, welches in den D-Zellen hergestellt wird mit der Funktion hemmend auf die Insulin- und Glucagonproduktion einzuwirken und schließlich noch das Pankreatische Polypeptid (PP). Im Zusammenspiel mit den Hormonen zur Enzymausschüttung sowie dem vegetativen Nervensystem wird der gesamte Verdauungsvorgang reguliert und damit auch der Zuckerhaushalt. Beispiele für Hormone zur Enzymausschüttung wären Sekretin und Cholecystokinin, die jeweils von spezialisierten Zellen im gesamten Verdauungstrakt hergestellt werden.

Typische Symptome bei Diabetes

Betroffene werden oft mit der Diagnose Diabetes überrascht. Häufig wird die Diagnose im Rahmen einer Check-up Untersuchung gestellt oder die Patienten suchen einen Arzt auf, weil sie andere Beschwerden haben, die sie nicht mit Diabetes in Zusammenhang bringen wie Rückenschmerzen oder anhaltende Müdigkeit. In einigen Fällen tritt Diabetes tatsächlich unmerkbar auf, in anderen Fällen sind die Warnzeichen durch einen hohen Blutzucker unübersehbar.

Durstgefühl

Unbehandelte oder schlecht eingestellte Diabetiker verspüren einen unnatürlichen Drang große Mengen an Flüssigkeit zu trinken (Polydipsie). Die normale Trinkmenge eines Erwachsenen liegt bei maximal 4 Litern täglich. Bei Diabetikern ist der Mund ständig trocken, obwohl gerade erst eine größere Menge getrunken wurde. Mit der erhöhten Flüssigkeitsaufnahme geht ein häufiger Toilettenbesuch (Polyurie) einher. Trotz der großen Trinkmenge ist der Körper dehydriert.

Die Niere ist nicht mehr in der Lage, die großen Mengen an Flüssigkeit in der gebotenen Form zu konzentrieren, sie ist überfordert. Die erhöhte Ausscheidung verursacht ihrerseits ein erneutes Durstgefühl und mit der erhöhten Ausscheidung von Flüssigkeit kommt es nicht nur zur Ausscheidung von Zucker, welcher normalerweise rückresorbiert wird, sondern auch zum Verlust von wichtigen Salzen und Mineralien für den Körper. Der Nachweis von Zucker im Urin ist ein Kriterium für die Diagnose Diabetes. Bei einem gesunden Menschen findet man keinen Zucker im Urin.

Auch die Gehirnzellen, welche primär ihre Energie aus Glucose beziehen, reagieren empfindlich auf eine Überzuckerung. Schwimmt das Gehirn regelrecht in einer Zuckerlösung, wird Flüssigkeit aus den Zellen gezogen und das Gehirn kann schließlich nicht mehr richtig arbeiten. Es kann zu einem diabetischen Koma kommen. Das gleiche Prinzip liegt zugrunde, wenn der Körper durch eine Infektion belastet ist. Dann benötigt das Gehirn mehr Insulin, um den Zucker aus dem Blut zu transportieren. Fehlt dieses, kommt es ebenfalls zu einer Überzuckerung mit den möglichen Folgen eines Komas. Das diabetische Koma kann auch durch eine Unterzuckerung entstehen. Hat ein Diabetiker sich zu viel Insulin gespritzt und / oder zu wenig gegessen, werden die Gehirnzellen nicht mehr ausreichend mit Energie versorgt und sie arbeiten nur noch notdürftig.

Glucose, also Zucker, scheidet für einen Diabetiker als Hauptlieferant der Energie aus. Anstelle des Zuckers wird Fett für die Energiebereitstellung verwendet. Bei der Fettverbrennung entstehen vermehrt Säuren, die den pH-Wert des Blutes absenken. Als Folge der Übersäuerung kann ein lebensbedrohlicher Zustand, ein Koma, auftreten.

Polyurie (häufiges Wasserlassen)

Infolge der hohen Trinkmenge kommt es zu häufigem Wasserlassen, auch in der Nacht (Nykturie). Die Nieren – ohnehin Organe, die täglich Höchstleistungen vollbringen, sind völlig überlastet. Sie befreien den Körper von den großen Massen an Zucker durch Ausscheidung, aber mit der Zeit gelangt auch Eiweiß mit in den Urin. Dies ist ein Zeichen für eine beeinträchtigte Filterfunktion der Niere. Wenn die Filterfunktion der Niere nicht mehr funktioniert, verbleiben Gift- und Abfallprodukte des Stoffwechsels im Blut und schädigen den Körper zusätzlich.

Müdigkeit und Schwäche

Müdigkeit kann prinzipiell verschiedene Ursachen haben, im einfachsten Fall Schlafmangel. Diabetiker fühlen sich chronisch müde, sind erschöpft und energielos. Bei genauer Überlegung der physiologischen Vorgänge ist dieser Sachverhalt leicht zu erklären. Die Körperzellen brauchen für ihre Aktivität Energie aus Zucker. Nach einer Mahlzeit wird die Energie bei einem gesunden Menschen durch Insulin in die Zelle geschleust. Beim Diabetiker bleibt der „Treibstoff" Zucker im wahrsten Sinne des Wortes außen vor. Die Müdigkeit infolge des Energiemangels hält weiter an und führt zum Fortbestand des Hungergefühls, es tritt kein Sättigungsgefühl ein.

Taubheitsgefühl, Kribbeln Jucken oder Schmerzen

Bei Taubheitsgefühlen, Schmerzen, Jucken, Kribbeln oder anderen Missempfindungen handelt es sich um kein frühes Symptom. Bis zum Auftreten solcher Erscheinungen können Monate, eventuell Jahre vergehen. Es ist ein Zeichen für eine Nervenschädigung, eine Neuropathie. Wenn zu viel Glucose im Blut enthalten ist, wirkt die Glucose wie Säure auf die feinen Nervenenden. Die Hände, Füße und Beine sind zuerst betroffen. Die Nerven werden geschädigt und führen zu den beschriebenen Missempfindungen.

Verschwommenes Sehen

Bei Fortbestehen eines erhöhten Blutzuckerwertes verdünnt der Körper das Blut durch Entzug von Flüssigkeit aus den Körperzellen, so auch aus der Linse im Auge. Dies bedingt ein unscharfes Sehen.

Diabetes erzeugt eine enorme Menge an freien Radikalen, welche zudem die feinen Kapillargefäße schädigen und damit ein gutes Sehen unmöglich machen. Für den Erhalt der Sehkraft müssen unbedingt die freien Radikale neutralisiert werden.

Diverse Hautprobleme

Bei manchen Menschen mit Diabetes Typ 2 kommt es in bestimmten Arealen des Körpers zu dunklen Hautschattierungen, zu übermäßig stark pigmentierten Hautbereichen, bevorzugt in den Achselhöhlen, im Nacken, in den Leistenbeugen und an den Knöcheln. Die Flecken können uneben und samtig imponieren. Neben diesen Flecken zeigen sich manchmal Hautanhängsel, diese werden von Medizinern als Acanthosis Nigricans bezeichnet. Es ist ein klinisches Zeichen für eine Insulinresistenz.

Anfälligkeit bei Infektionen

Diabetiker sind besonders anfällig für Infektionserkrankungen, insbesondere für Harnwegsinfekte und Infektionen der Haut. Frauen mit Diabetes und häufigen Blasen- oder Scheidenentzündungen stellen ein eigenständiges Problem dar. Zwar kann Antibiotika diese Entzündungen zum Abheilen bringen, aber die zunehmende Zahl der Resistenzen, macht die Behandlung schwierig. Wunden und Hautinfektionen heilen bei Menschen mit Diabetes sehr viel schlechter. Aufgrund der schlechten Heilung kann es leicht zu einem Wundbrand kommen, der im ungünstigsten Fall zur Amputation der Gliedmaße führt.

Hungergefühl und Gewichtsverlust

Viele Diabetiker oder Menschen mit einem Prädiabetes verfügen über einen unstillbaren Appetit. Ihre Körperzellen sind regelrecht ausgehungert, sie reagieren aber nicht mehr auf Insulin, folglich kommt kein Nachschub an Energie in die Zelle, egal wie viel sie essen. Der Körper verfügt über Hormone, die eine Sättigung dem Organismus signalisieren (Leptin) oder ein Hungergefühl vermitteln (Ghrelin). Diese beiden Hormone machen es dem Diabetiker nicht leichter, sondern sie sorgen für ein intensives Hungergefühl. Trotz ständiger Nahrungsaufnahme nehmen die Patienten ab. Für manche mag dies traumhaft klingen, die Realität zeigt jedoch das Gegenteil: Der Gewichtsverlust ist bedingt durch die Abnahme von Muskelmasse. Die hungernden Körperzellen gehen von einem Hungerzustand aus. In diesem Fall beschafft der Körper Energie, indem er Muskelzellen abbaut, so erklärt sich auch die Kraftlosigkeit. Am auffälligsten ist dieses Phänomen bei Typ 1 Diabetikern zu beobachten. Bei Typ 2 Diabetikern findet zwar der gleiche Mechanismus statt, aber die meisten Typ 2 Diabetiker sind übergewichtig und ein Gewichtsverlust fällt hier zunächst nicht auf. Ein Gewichtsverlust ist zwar sinnvoll und wünschenswert, nicht aber als Abbau der Muskulatur, sondern als Abbau von Fettzellen.

Weitere Anzeichen einer Diabetes-Erkrankung können sein: geringer Appetit, Juckreiz der Haut, Kopfschmerzen, Übelkeit, Erbrechen, Schwindel, Muskelkrämpfe und Bewusstseinsstörungen.

Wie wird Diabetes mellitus diagnostiziert?

Die Diagnose Diabetes mellitus wird gestellt durch die Messung des Nüchtern-Blutzuckers sowie durch einen Glukosebelastungstest (oraler Glukosetoleranztest, OGTT). Bei mindestens zweimaliger Überschreitung der Normwerte an verschiedenen Tagen kann die Diagnose Diabetes mellitus gestellt werden. Die Normwerte sind dabei unabhängig vom Alter, Geschlecht oder sonstiger Parameter wie folgt festgelegt:

Nüchtern-Blutzucker bis 100 mg/dl ist normal.

Nüchtern-Blutzucker 100-125 mg/dl bedeutet eine gestörte Glukosetoleranz.

Nüchtern-Blutzucker ab 126 mg/dl gleich Diabetes.

Falls der Test im Zustand „Nicht-nüchtern" erfolgt, gilt Folgendes:

Bis 140 mg/dl – normal.

Von 140-199 mg/dl - gestörte Glukosetoleranz.

Ab 200 mg/dl – Diabetes.

Der orale Glukosetoleranztest (OGTT)

Dieser Test erfordert seitens des Patienten eine Vorbereitung. Mindestens 3 Tage lang sollte sich der Patient reichhaltig von Kohlenhydraten ernähren, zehn Stunden vor dem Test bleibt der Patient dann nüchtern. Rauchen ist vor und während des Tests nicht erlaubt. Beim eigentlichen Test trinkt der Patient eine standardisierte Trinklösung, welche 75 g Glukose enthält. Diese Lösung sollte innerhalb von 5 Minuten getrunken werden. Während des Tests sollte der Patient sitzen oder liegen. Zu Beginn des Tests wird der Blutzucker bestimmt und nach 120 Minuten noch einmal.

Die Diagnose kann eindeutig gestellt werden, wenn der Blutzucker 200 mg/dl oder mehr beträgt. Werte zwischen 140 und 200 mg/dl kennzeichnen eine gestörte Glukosetoleranz (Impaired Glucose Tolerance, IGT). Auch dies kann eine Vorstufe zu einer Diabetes-Erkrankung sein.

Der OGTT ist im Wesentlichen nur für ansonsten gesunde Menschen geeignet, denn verschiedene Faktoren wie bestimmte Medikamente, fieberhafte Infekte, längere Bettruhe, kürzlich durchgeführte Diäten oder Erkrankungen wie Herzinfarkt stören diesen Test und führen zu falschen Blutzuckerwerten und damit zu einer falschen Diagnose.

Der HbA1c-Wert

Der HbA1c-Wert ist eine Art Blutzuckergedächtnis. Aufgrund der Höhe des HbA1c-Wertes kann der Arzt die durchschnittliche Höhe des Blutzuckerspiegels der letzten 4-6 Wochen feststellen. Dabei gilt, je höher der HbA1c-Wert liegt, desto höher war in den letzten Wochen der Blutzucker und je niedriger der HbA1c-Wert liegt, desto niedriger war der Blutzuckerspiegel. Unter schulmedizinischer Behandlung gilt ein HbA1c-Wert unter 6,5 % als ideal. Seit 2008 wird der HbA1c-Wert nicht mehr in Prozent angegeben, sondern es hat sich international die Einheit mmol/mol durchgesetzt. 5 % entsprechen etwa 33 mmol/mol, dies entspricht etwa einem Blutzuckerspiegel von 97 mg/dl (genauer: 5,4 mmol/mol).

Der Antikörpertest

Für Personen, die gefährdet sind, an einem Typ-1-Diabetes zu erkranken, kann mittels einfacher Bluttests überprüft werden, ob bereits verschiedene Antikörper im Blut vorhanden sind.

Dies können beispielsweise Inselzellantikörper, Insulinautoantikörper, GAD und IA2 Antikörper sein. Eine sichere Diagnose lässt sich aber mittels des Bluttests nicht stellen, erst recht keine Prognose, ob der Patient jemals an einem Typ-1-Diabetes erkranken wird. Dennoch hat der Test seine Daseinsberechtigung, denn er kann Klarheit darüber bringen, ob bei einem Patienten Typ 1 oder Typ-2-Diabetes vorliegt, gerade bei Menschen, die erstmals in der zweiten Lebenshälfte an Diabetes erkranken. Des Weiteren kann der Test bei Kindern angewendet werden oder aber auch bei Geschwistern von Typ 1 Diabetikern.

Weitere Untersuchungen zum Gesundheitsstatus

Wenn die Diagnose Diabetes mellitus gefällt wurde, wird der Arzt zusätzliche Untersuchungen durchführen, um den Gesundheitsstatus zu überprüfen und bei Folgeerkrankungen gegebenenfalls interagieren zu können. Zu diesen Zusatzuntersuchungen gehören eine Augenhintergrunduntersuchung, eine laborchemische Untersuchung der Nieren- und Blutfettwerte sowie ein Urinstatus. Weiterhin wird der Blutdruck kontrolliert und eine neurologische Untersuchung wird durchgeführt, um Nervenschäden frühzeitig erkennen zu können. Schließlich wird der Arzt die Füße kontrollieren, denn sie sind frühzeitig von Gefühlsstörungen betroffen und weisen häufig schlecht heilende Hautdefekte auf.

Alle Untersuchungsergebnisse sollten in einem Gesundheitspass Diabetes eingetragen werden. Der Gesundheitspass Diabetes wurde 1995 eingeführt mit dem Ziel, die Behandlung und Betreuung von Diabetikern zu verbessern. Die Dokumentation verschafft dem Patienten einen Überblick über den Verlauf seines Gesundheitszustands und hilft den Ärzten verschiedener Fachrichtungen sich ein Bild über den Verlauf der Erkrankung zu verschaffen.

In dem Pass befinden sich Informationen, wann welche Vorsorgeuntersuchungen durchgeführt werden sollen, zur Vermeidung der diabetischen Folgeerkrankungen. Außerdem werden medizinische Fachbegriffe sowie die Rechte und Aufgaben eines Diabetikers erläutert. Für den Arzt gibt es im Pass Empfehlungen zum Ausfüllen.

Festgehalten werden sollen Name und Anschrift des Patienten, Kontaktdaten zu nahen Angehörigen oder Freunden, die im Notfall benachrichtigt werden sollen, die Adresse des behandelnden Arztes und Untersuchungsergebnisse, Krankenhausaufenthalte, verordnete Medikamente, Krankheitstage, Häufigkeit der Selbstkontrolle des Blutzuckers sowie besondere Ereignisse wie z. B. Unwohlsein oder schwere Unterzuckerungen. Der Gesundheitspass ist auf 5 Jahre angelegt und verbleibt im Besitz des Patienten. Der Patient sollte bei jedem Arztbesuch den Pass unaufgefordert vorlegen. Der Pass kann im Internet bestellt oder heruntergeladen werden unter folgender Adresse:

https://www.diabetesde.org/system/files/documents/gesundheitspass_diabetes_2017.pdf

Für Kinder und Jugendliche gibt es einen speziellen Kinderpass.

Risikofaktoren - Die Wahrscheinlichkeit an Diabetes zu erkranken!

Eine Reihe von Faktoren sind bekannt, welche die Wahrscheinlichkeit an Diabetes zu erkranken erhöhen.

- Je älter ein Mensch wird, desto höher ist das Risiko, an Diabetes Typ 2, zu erkranken. Mit zunehmenden Alter werden immer mehr Körperzellen, darunter auch die Zellen der Bauchspeicheldrüse, durch freie Radikale geschädigt. Freie Radikale sind für eine Vielzahl von degenerativen Erkrankungen verantwortlich!

- Übergewicht!

- Bewegungsmangel!

- Erbliche Veranlagung. Ist ein naher Verwandter an Diabetes erkrankt, steigt das Risiko selbst an Diabetes zu erkranken an!

- Dauerstress!

- Ungesunde Ernährung!

Zwei Gruppen der Risikofaktoren kann man nicht beeinflussen. Man kann nichts für seine genetische Ausstattung und älter zu werden ist der natürliche Lauf der Dinge. Sehr wohl kann man aber Einfluss nehmen auf Schädigungen durch freie Radikale, man kann an seinem Körpergewicht arbeiten, man kann sich mehr bewegen, gesünder ernähren und etwaiger Stress lässt sich durch einfache Übungen abbauen.

Bezüglich der typischen Folgeerkrankungen bei Diabetes gibt es weitere Risikofaktoren.

- Risikofaktoren für einen Herzinfarkt sind: Bluthochdruck, Fettstoffwechselstörungen, Rauchen und eine erbliche Veranlagung.

- Risikofaktoren für Bluthochdruck sind: Übergewicht, Rauchen, Bewegungsmangel, erbliche Veranlagung, Stress und Konsum von Alkohol.

- Risikofaktoren für einen Schlaganfall sind: Bluthochdruck, Vorhofflimmern, Rauchen und eine Fettstoffwechselstörung.

Ärztlicherseits meist unbekannte Risikofaktoren

Daneben gibt es eine Reihe neuer Risikofaktoren, die zwar bekannt sind, die ärztlicherseits jedoch keine Anerkennung finden, gleichwohl sie längst wissenschaftlich nachgewiesen sind.

Diese Risikofaktoren sind vielen Ärzten nicht einmal bekannt, denn sie sind nicht Thema von Fortbildungen. Dazu muss man wissen, dass Fortbildungen meist von Pharmabetrieben finanziert werden. Diese können an der Beseitigung dieser Risikofaktoren jedoch nichts verdienen, denn die Risiken können durch kleine naturheilkundliche Mittel bzw. durch eine Umstellung der Lebensweise unschädlich gemacht werden. Manche Ärzte bestimmen diese Risikofaktoren deshalb nicht, weil sie eine Überschreitung ihres Budgets befürchten, in dessen Folge sie von den Krankenkassen in Regress genommen werden.

Schauen wir uns nun an, welche Faktoren sich ungünstig auf den Zuckerstoffwechsel auswirken und somit eine Diabetes Erkrankung beeinflussen können.

Homocystein

Die Aufmerksamkeit wird immer wieder auf den Cholesterinspiegel gelenkt, Homocystein ist jedoch eher ein Gefahrenpotenzial für Folgeerkrankungen wie Arteriosklerose, Gefäßverschlüsse (Infarkt) durch Schädigung der Endothelfunktion in den Blutgefäßen oder Thrombose.

Homocystein ist eine Aminosäure, sie wird jedoch nicht in körpereigenes Eiweiß eingebaut. Sie entsteht vor allem durch den Ab-/Umbau der Aminosäure Methioin zu Cystein und ist giftig.

Methionin hingegen ist eine essentielle Aminosäure, auf die man folglich nicht verzichten kann. Somit kommt in jedem Organismus prinzipiell Homocystein vor. Der Gehalt an Homocystein hängt auch von der Lebensweise ab, so haben beispielsweise Raucher einen höheren Homocysteinspiegel als Nichtraucher. Schon relativ geringfügige Erhöhungen (zwischen 10 und 15 µmol/l) des Homocysteinspiegels verdoppeln das Risiko eines Infarktes oder einer Krebserkrankung. Die meisten Laboratorien betrachten diese Werte noch als Schwankung im Normbereich. Etwa ein Drittel der Bevölkerung weist einen höheren Wert als den Optimalwert auf. Bei Patienten mit Gefäßerkrankungen unklarer Genese ist häufig der erhöhte Homocysteinspiegel die Ursache.

Die Gefährlichkeit des Homocysteins kann relativ leicht ausgeschaltet werden. Körperliche Aktivität und die Ergänzung mit B-Vitaminen, insbesondere B6 (5-10 mg), B9 (0,4-1 mg) und B12 (10 µg, bei nicht gesicherter Aufnahme über den Darm 300 µg) trägt erheblich zur Senkung bei. Die meisten Menschen weisen einen Mangel an Folsäure auf und Folsäure setzt Stickstoffmonoxid frei, welches Gefäße weit stellt. Es gibt nur einige seltene Fälle, bei denen sich durch eine ausreichend hohe Vitamin B Versorgung der Homocysteinspiegel nicht senken lässt, es ist dann ein genetisches Problem.

Lipoprotein(a)

Lipoprotein(a) ist ein Fetteiweiß, welches ein Risikofaktor ist für die Entstehung von Arteriosklerose und die Neigung der Entstehung einer Thrombose erhöht. Generell gilt, 0,3 g/l Blut sollten nicht überschritten werden. Dieses Fetteiweiß potenziert die Schädlichkeit anderer Risikofaktoren. Die Senkung dieser Substanz ist schwierig, es liegen keine gesicherten Erkenntnisse darüber vor, wie man den Wert senken kann.

Cholesterinsynthesehemmer sind wirkungslos, manche Quellen empfehlen hohe Dosierungen von Vitamin C, was andere Studien dementieren. Wieder andere Quellen empfehlen hohe Dosen an Nikotinsäure, auch dies ist nicht eindeutig belegt. Eine weitere Methode ist eine Blutwäsche, die allerdings sehr kostspielig und zeitaufwendig ist und in der Regel nur bei Menschen mit einer stark ausgeprägten familiären Hypercholesterinämie (zu hoher Cholesterinspiegel im Blut) angewendet wird. So bleibt im Grunde nichts anderes übrig, alle anderen Risikofaktoren so gering wie möglich zu halten.

Fibrinogen

Fibrinogen ist ein Gerinnungsfaktor, der im Falle einer Verletzung vor dem Verbluten schützt, indem die Wunde durch ihn verschlossen wird. Fibrinogen ist auch bei einer Beschädigung eines Gefäßes aktiv, allerdings besteht beim Verschließen einer Läsion in einem Blutgefäß die Gefahr der Entstehung eines Blutgerinnsels durch das Zusammenkleben der Thrombozyten (Thrombus), so entsteht ein Infarkt.

So notwendig das Vorhandensein von Fibrinogen auch ist, eine zu große Menge im Blut kann großen Schaden anrichten. Bei einem hohen Gehalt an Fibrinogen kommt es nachgewiesenermaßen verstärkt zu Herzinfarkten und Schlaganfällen, aber auch zu Krankheiten, welche die Herzkranzgefäße betreffen, treten häufiger auf, Bypässe verschließen schneller.

Der Gehalt des Blutes an Fibrinogen bestimmt die Viskosität, je mehr Fibrinogen enthalten ist, desto „dicker" ist das Blut. Ideal ist ein Gehalt von 3 g/l, jedoch sollten 4,5 g/l nicht überschritten werden.

Viele Faktoren nehmen Einfluss auf die Höhe des Fibrinogens. Zu einer Erhöhung führt höheres Lebensalter, Rauchen, Übergewicht, Wechseljahre, Diabetes und LDL-Cholesterin. Gesenkt werden kann der Fibrinogengehalt durch Bewegung, Omega-3-Fettsäuren, HDL-Cholesterin und durch Alkohol (nur in geringen Mengen).

Hochsensitives CRP

Der CRP-Wert (Abkürzung für C-reaktives Protein) ist ein unspezifischer Entzündungsmarker, welcher bei jeder Entzündung im Körper im Blut ansteigt. In der Regel erfassen Laboratorien grobe Werte. Es ist jedoch gelungen ein Verfahren zu entwickeln, mit dem kleine Entzündungen erfasst werden können (hochsensitives CRP) wie sie beispielsweise bei der Arteriosklerose vorliegen. Die Entzündungen bei der Entstehung der Arteriosklerose liegen unterhalb der CRP-Werte, die bei Infektionen oder bei entzündlichen rheumatischen Erkrankungen gemessen werden können. Je höher der Grad der Entzündungsneigung im Körper ist, desto rascher schreitet die Arteriosklerose voran. Daher lohnt es sich den CRP-Wert mittels entzündungshemmender Nahrungsergänzungsmittel zu senken.

Bewährt haben sich Omega-3-Fettsäuren. Empfehlenswert ist Leinöl als Zugabe in Salaten oder anderen Speisen. Leinöl ist jedoch hitzeempfindlich, daher ist es nicht zum Braten geeignet. Alternativ kann auch Hanf- oder Rapsöl verwendet werden, welches ebenfalls reich an Omega-3-Fettsäuren ist. Bei gleichzeitiger Meidung von glutenhaltigem Getreide, Milch und Milchprodukten, Fleisch und Wurst, hat man schon einiges erreicht in Bezug auf die Senkung entzündlicher Faktoren.

Es besteht die Möglichkeit, die Kosten für die Untersuchungen aus eigener Tasche zu übernehmen. Es genügt, die Werte einmalig bestimmen zu lassen, es sei denn, ein oder mehrere Werte sind zu hoch, dann sollte nach Einleitung einer geeigneten Therapie nochmals eine Kontrollbestimmung erfolgen. Kosten für die laborchemische Untersuchung (nach GOÄ = Gebührenordnung für Ärzte) ca. 90 €.

Metabolisches Syndrom – Auslöser von Diabetes Typ 2?

Die Diagnose Diabetes Typ 2 wird gestellt, wenn der Blutzucker dauerhaft zu hoch ist. Die Erkrankung liegt jedoch schon viel früher vor und äußert sich durch eine Entgleisung des Stoffwechsels insgesamt (hohe Blutfettwerte) sowie durch das Vorliegen von Übergewicht, Bluthochdruck und einer Insulinresistenz. Das gemeinsame Auftreten dieser Risikofaktoren ist typisch bei der Diabetes-Erkrankung, Mediziner bezeichnen diese Konstellation als das Metabolische Syndrom.

Es ist definiert als das Vorliegen eines Bauchumfangs bei Männern von mehr als 94 cm, bei Frauen von mehr als 80 cm und dem Vorliegen mindestens zwei weiterer Kriterien:

- Erhöhte Triglyceridwerte!
- Niedriges HDL-Cholesterin!
- Bluthochdruck!
- Erhöhte Nüchtern-Blutzuckerspiegel!
- Insulinresistenz!

Lange Zeit bleiben die Symptome für das Metabolische Syndrom häufig unentdeckt. Eine familiäre Häufung findet man in den meisten Fällen. Jede einzelne Komponente ist ein Risikofaktor für die Entstehung von Diabetes, aber auch ein Risiko für die Entstehung von Herz-Kreislauf-Erkrankungen sowie der Gefahr der Entstehung von Infarkten (Herz und im Gehirn als Schlaganfall), denn Gefäße werden massiv geschädigt.

Die Risikofaktoren hängen eng mit dem Übergewicht zusammen und haben vermutlich eine gemeinsame Ursache, besonders gefährlich ist die Ansammlung von Fettgewebe im Bauchraum. Kommen bestimmte Lebensweisen hinzu wie Rauchen, Bewegungsmangel, kalorienreiche Ernährung mit viel Fett, wenig Ballaststoffen sowie negativer Stress, so entwickelt sich das Vollbild des Metabolischen Syndroms mit Diabetes.

Insulin hat nicht ausschließlich die Funktion den Zuckergehalt im Blut in die Zellen des Körpers zu transportieren, sondern es beeinflusst zahlreiche weitere Stoffwechselprozesse, u. a. den Fettstoffwechsel und es hat Auswirkungen auf die Funktionen der Blutgefäße. So kann man leicht verstehen, wenn eine Insulinresistenz vorliegt, erhöhen sich die Blutfette und eine gestörte Gefäßfunktion erhöht den Blutdruck, die Fließeigenschaft des Blutes ist verschlechtert und die Gerinnungsneigung des Blutes nimmt zu.

Wann spricht man von Übergewicht?

Zur Beurteilung, ob Übergewicht vorliegt oder nicht, wird der BMI (Body-Mass-Index oder Körpermassenindex) herangezogen. Er errechnet sich wie folgt:

BMI = Körpergewicht (in kg) geteilt durch Größe (in m) zum Quadrat.

Beispiel:

Sie sind 1,60 Meter groß und 70 Kilogramm schwer. Dann rechnen Sie:

1,60 x 1,60 = 2,56

Teilen Sie jetzt ihr Gewicht durch diesen Wert:

70 : 2,56 = **27,34**

27,34 - oder abgerundet **27** - ist Ihr Body-Mass-Index (BMI).

Als normalgewichtig gelten Personen mit einem BMI-Wert zwischen 18,5 und 25, übergewichtig sind Menschen mit einem Wert von mehr als 25 und Menschen mit Werten, die 30 übersteigen, sind stark übergewichtig (adipös).

Der Body-Mass-Index erlaubt nur eine erste grobe Einschätzung. Wer beispielsweise viel Muskelmasse besitzt, kann einen hohen BMI haben, ohne übergewichtig im eigentlichen Sinne zu sein. Auch sagt der Body-Mass-Index nichts über die Verteilung des Körperfetts aus. Dabei gilt insbesondere zu viel Bauchfett als gesundheitliches Risiko.

Häufig wird daher auch der Taillen- und Hüftumfang zur Beurteilung des Körpergewichts herangezogen. Es wird jeweils der Umfang gemessen und die Werte durcheinander dividiert. Ein Taille-Hüfte-Quotient von mehr als 1,0 bei Männern und 0,85 bei Frauen gilt als ein hohes Risiko am Metabolischen Syndrom zu leiden.

Eine weitere Berechnung, ob kritisches Übergewicht vorliegt, welche darüber hinaus von vielen Experten als aussagekräftiger herangezogen wird, ist der Wert "Taillenumfang in Zentimeter geteilt durch Körpergröße in Zentimeter" (englisch: Waist-to-Height-Ratio, abgekürzt WHtR). Hier gilt ein Wert unter 0,5 (bei Älteren unter 0,6) als erstrebenswert.

Fettstoffwechselstörungen (Hyperlipoproteinämie)

Bestimmte Fette oder Transportformen von Fetten stehen im Verdacht, Schäden an den Blutgefäßen zu verursachen. Menschen mit Übergewicht verfügen über große Fettdepots im Bauchbereich. Aus diesen Fettdepots werden hohe Konzentrationen freier Fettsäuren freigesetzt, welche zu hohen Triglyceridwerten führen. In großer Menge entfalten sie eine gefäßschädigende Wirkung. Außerdem kommt es in der Leber zu einer Transportform der Triglyceride, die für Blutgefäße sehr gefährlich ist. Es handelt sich um das „small dense LDL". Typischerweise findet man bei Menschen mit einem Metabolischen Syndrom:

- Erhöhte Triglycerid-Spiegel!
- HDL-Cholesterin zu niedrig!
- LDL-Cholesterin zu hoch!

Es gibt zahlreiche Ursachen für eine Fettstoffwechselstörung. Häufigste Ursache für eine Fettstoffwechselstörung (Hyperlipoproteinämie) ist jedoch eine falsche Lebensweise!

Übergewicht, falsche Ernährung, mangelnder körperlicher Ausgleich, Stress und vieles mehr sind entscheidende Faktoren, die das Entstehen einer Fettstoffwechselstörung begünstigen. Ferner gibt es Medikamente (z. B. Bluthochdruckmedikamente, Cortison), die Einfluss auf den Fettstoffwechsel haben.

Bluthochdruck

Bluthochdruck kann relativ schnell und leicht festgestellt werden. Ständig hoher Druck in den Blutgefäßen schädigt früher oder später die Gefäßwand. Schäden in der Gefäßwand mit einer allgemein erhöhten Entzündungsneigung können schnell zum Krankheitsbild der Arteriosklerose führen. Es kommt zu Kalkablagerungen in dessen Folge die Blutgefäße an Elastizität verlieren und das Herz noch stärker belasten. Daher gilt hoher Blutdruck als Risikofaktor für die Entstehung aller Herz-Kreislauf-Erkrankungen, einschließlich Herzinfarkt und auch als Risikofaktor für Schlaganfälle.

Für Herz-Kreislauf-Erkrankungen gibt es weitere Risikofaktoren, die zumeist zusammen mit dem Metabolischen Syndrom auftreten. Dies sind Störungen der Blutgerinnung mit einer erhöhten Gerinnungsneigung. Der Blutfluss wird verändert. Für bestimmte Gerinnungsfaktoren konnte eine gefäßschädigende Wirkung nachgewiesen werden. Außerdem ist eine übermäßige oder verminderte Ausscheidung von dem Eiweiß Albumin im Urin (Makro- oder Mikroalbuminurie) ein Risikofaktor. Weiterhin konnten erhöhte Harnsäurespiegel im Blut und erhöhte Entzündungsmarker wie beispielsweise C-reaktives Protein oder Interleukin-6 als Risikofaktoren identifiziert werden.

Die Therapie der Schulmedizin

Diabetiker erhalten Schulungen bezüglich ihrer Ernährung und werden angehalten, ihr Übergewicht abzubauen und sich mehr zu bewegen. Die eigentliche Therapie jedoch ist medikamentös.

Typ 1 Diabetiker bekommen aufgrund des Fehlens von körpereigenem Insulin seit der Diagnosestellung Insulin von außen zugeführt.

Zur Behandlung von Diabetes Typ 2 beginnt man die Therapie zunächst mit Tabletten. Nur wenn sich mit Tabletten die Blutzuckerwerte nicht zufriedenstellend senken lassen, greift man zur Insulintherapie. Die Tabletten, die eingesetzt werden sind:

- Biguanide
- Alpha-Glucosidase-Hemmer
- DPP-4-Hemmer
- Insulin-Sensitizer
- Repaglinid, Nateglinide
- Sulfonylharnstoffe

Wenn die Tabletten alleine nicht mehr ausreichen, kann Insulin unterstützend gegeben werden (Kombinationstherapie) oder es kann vollständig auf Insulin umgestellt werden. Bei den Insulinpräparaten gibt es viele verschiedene auf dem Markt. Sie zeichnen sich aus durch eine unterschiedlich lange Wirkdauer.

So gibt es Insuline, die schnell wirken und ihre stärkste Wirkung in 1-2 Stunden entfalten. Normalinsulin benötigt bis zum Wirkungseintritt 15-30 Minuten und hat seine stärkste Wirkung in 2-4 Stunden.

Insulin vom Typ NPH wirkt in 60 Minuten und die stärkste Wirkung tritt in 4-6 Stunden ein. Das Insulin Glargin wirkt gleichmäßig über eine Dauer von 24 Stunden. Insulin Detemir (Levemir®) entfaltet seine stärkste Wirkung in 6-8 Stunden. Des Weiteren gibt es Insuline bestehend aus Normalinsulin und NPH. Seit rund 15 Jahren sind Insuline verfügbar, die ein Mischungsverhältnis aus schnell wirkenden Insulinanalogon und Verzögerungsinsulin enthalten. Bei Verwendung dieser Substanzen entfällt das Einhalten eines Spritz-Ess-Abstands.

Konventionelle Insulinbehandlung

Bei der konventionellen Insulinbehandlung werden 1-3-mal täglich Spritzen verabreicht, die eine Mischung aus einem schnell wirkenden Insulinanalogon und Verzögerungsinsulin enthalten oder aus Normalinsulin und einem Verzögerungsinsulin. Diese Art der Therapie setzt einen regelmäßigen Tagesablauf voraus, denn mit der gespritzten Menge an Insulin, muss sich der Anwender nach einer bestimmten Menge an Kohlenhydraten richten, ob er so viel Hunger hat oder nicht. Wird vor dem Wirkungseintritt gegessen oder werden mehr Kohlenhydrate verzehrt, so kommt es zu einem unerwünschten Anstieg des Blutzuckers. Wird hingegen eine Mahlzeit ausgelassen, verspätet gegessen oder weniger Kohlenhydrate verzehrt, als der gespritzten Menge Insulin entspricht, so kann es zu einer Unterzuckerung kommen.

Die intensivierte Insulinbehandlung

Bei dieser Behandlung wird versucht, die Situation eines nicht an Diabetes Erkrankten nachzuahmen. 1-3-mal pro Tag wird ein Insulin mit einer verzögerten Wirkung gespritzt, so glaubt man, mahlzeitunabhängig den Bedarf an Insulin gerecht zu werden. Die Kunst des Therapeuten besteht darin, die Menge so zu wählen, dass in der Zeit zwischen den Mahlzeiten oder im Schlaf ausreichend Insulin vorhanden ist, aber nicht zu viel, um nicht in die Situation der Unterzuckerung abzugleiten. Zu den Mahlzeiten wird ein schnell wirkendes Insulin gespritzt. Es ist je nach Wirkungseintritt des verwendeten Insulins ein entsprechender Spritz-Ess-Abstand einzuhalten. Diese Art der Behandlung ermöglicht ein Variieren der Kohlenhydratmenge, die verzehrt wird, erfordert jedoch im Gegenzug genaue Kenntnisse über den Gehalt an Kohlenhydraten in den Nahrungsmitteln.

Je nach Stadium der Erkrankung reicht die körpereigene Menge an Insulin aus, um die Zeit zwischen den Mahlzeiten ohne gespritztes Insulin überbrücken zu können. Zu den Mahlzeiten reicht die Menge an körpereigenem Insulin nicht mehr aus, dann wird ein kurzwirkendes Insulin gespritzt. Die Menge, die zu spritzen ist, orientiert sich an der Menge der Kohlenhydrate, die verzehrt werden. Bei dieser Therapie spricht man von der Bolus-Therapie.

Insulinpumpen

Insulinpumpen sind eine elegante Lösung, dessen Wirkmechanismus, dem der intensivierten Insulintherapie ähnelt.

Die Insulinpumpe ist ein elektronisches Gerät, ungefähr so groß wie ein kleines Handy, das leicht am Gürtel oder in einer Tasche der Kleidung getragen werden kann.

Dadurch ist sie für Außenstehende quasi unsichtbar und ermöglicht eine sehr diskrete Therapie.

Die Pumpe ahmt mittels kontinuierlicher subkutaner Insulininfusion (kurz CSII, von engl. Continuous Subcutaneous Insulin Infusion) die Funktion einer gesunden Bauchspeicheldrüse nach.

Die Pumpe gibt zwischen den Mahlzeiten Insulin in geringen Mengen ab und zu den Mahlzeiten entsprechend mehr, selbst nachts arbeitet die Pumpe zuverlässig. Dabei wird die Menge an Insulin entsprechend dem Blutzuckergehalt und der Menge an Kohlenhydraten angepasst.

Eine Therapiemithilfe einer Insulinpumpe besitzt gegenüber der Mehrfachspritzentherapie (ICT) folgende Vorteile:

- Bessere Einstellung des HbA1c-Wertes!
- Eine Unterzuckerung ist nahezu ausgeschlossen!
- Der Blutzuckerspiegel ist konstanter!
- Regelmäßiges Spritzen entfällt!

Die Natur hat oft die bessere Medizin!

In der Naturheilkunde gibt es vielfältige Wirkstoffe und Heilpflanzen, mit denen sich geschädigte insulinproduzierende Zellen regenerieren können oder „repariert" werden. Von Medikamenten, welche den Blutzucker senken, kann man dies nicht erwarten. Diese Information erhält man auch nicht von dem behandelnden Arzt.

Ärzte lernen während ihrer Ausbildung nichts über die Naturheilkunde, nichts über unglaubliche Erfolge durch Gewürze, Nahrungsergänzungsmittel und Superfoods. Ärzte stehen vor allem unter dem Einfluss der Pharmaindustrie und so mancher Arzt hat vielleicht auch kein Interesse daran, seine Patienten zu heilen. Bedenkt man die große Anzahl der Menschen, die an Diabetes erkrankt sind, so wird schnell deutlich, was dies für das Gesundheitswesen bedeuten würde, wenn z. B. nur die Hälfte aller Patienten geheilt würde. Die Pharmaindustrie würde in ein tiefes Loch stürzen, man benötigte nicht mehr so viele Diabetologen und auch andere Facharztgruppen würden den „Verlust" deutlich zu spüren bekommen, ganze Stationen in Krankenhäusern wären überflüssig.

Der medizinische Laie hätte einen großen Informationsbedarf, den der Arzt nicht abrechnen kann. Einzig und allein die betroffenen Patienten haben ein reges Interesse daran, ihren Diabetes auszumerzen – und sie alleine müssen die Verantwortung für ihre Gesundheit in die Hand nehmen und aktiv ihre Lebensgewohnheiten verändern, und zwar dauerhaft. Veränderungen sollten in kleinen Schritten vorgenommen werden, so ist es überschaubarer, welche Wirkung eintritt und wodurch dieser Erfolg geschah.

Grüne Superfood-Getränke

Wem seine Gesundheit wichtig ist, der kommt an grünen Superfood Getränken kaum vorbei. Man sollte sich am besten morgens, ein grünes Getränk gönnen. Mit einem grünen Getränk ist nicht etwa ein super Cocktail gemeint, sondern ein Getränk bestehend aus grünen Pflanzen. Durch den täglichen Genuss grüner Superfoods wird es in aller Regel zu keinen Problemen bezüglich der Medikamenteneinnahme kommen. Es kann jedoch vorkommen, da sich die körperliche Situation verbessert, dass nun Nebenwirkungen stärker hervortreten. Mit Absprache eines Arztes können evtl. einige Medikamente abgesetzt werden oder die Dosierung kann reduziert werden. Im Zweifel gilt immer, zuerst mit dem Arzt Kontakt aufnehmen, bevor ein Medikament abgesetzt wird, auch Zweifel aufgrund möglicher Wechselwirkungen zwischen Medikament und „Grünfutter" sollten ärztlich besprochen werden. Dies gilt besonders für Menschen, die blutverdünnende Medikamente einnehmen müssen.

Grüne Getränke bieten für den Körper zahlreiche Schutzfunktionen, die wissenschaftlich als erwiesen gelten:

Lindern von allergischen Reaktionen wie Heuschnupfen, Pollen- oder Schimmelallergie. Bei Allergien spielt die Produktion von Interleukin-4 eine Rolle. Diese wird durch den Wirkstoff Quercetin und durch Spirulina Algen blockiert Quercetin ist ein Naturfarbstoff und gehört zur Gruppe der Flavonoide und Polyphenole. Es ist ein Oxidationsprodukt des Anthocyanin-Farbstoffs Cyanidin. Folglich kommt er in vielen pflanzlichen Lebensmitteln vor wie z. B. Äpfel (alte Sorten besonders stark, daher werden sie von Allergikern gut toleriert), Heidelbeeren, rote Trauben, Brokkoli, Kapern, Kirschen, Himbeeren, Grünkohl, Schnittlauch, grüne Bohnen, Zitrusfrüchte und Sanddorn.

Das Schälen von Obst aber auch Kochen reduziert den Anteil an Quercetin erheblich. Biologisch angebautes Obst und Gemüse enthält deutlich mehr Quercetin. So fand man beispielsweise in biologisch angebauten Tomaten 79 % mehr Quercetin.

Grüne Getränke beeinflussen den **Glukosestoffwechsel** günstig.

Herz-Kreislauf-Erkrankungen lassen sich mit grünen Getränken günstig beeinflussen. Beispielsweise konnte eine **herzstärkende Wirkung** durch Einnahme von Spirulina Algen festgestellt werden.

Grüne Getränke wirken im Körper oft als **Chelatbildner**, daher sind sie in der Lage **Schwermetalle zu binden** und auszuleiten. Dies kommt Menschen mit Neuropathien zugute. Entzündungen und Schmerzen werden gesenkt.

Grüne Getränke enthalten reichlich **Carotinoide**. Diese sind für eine **gute Sehkraft** notwendig. In manchen Sorten grüner Superfoods sind mehr Carotinoide enthalten als in Möhren.

Bei einer Schilddrüsenunterfunktion tragen die grünen Superfoods dazu bei, den **Schilddrüsenhormonspiegel im Gleichgewicht** zu halten. Ihre Inhaltsstoffe wie natürliches Jod, Selen, Eisen und die Aminosäure Tyrosin sind für die Bildung des Schilddrüsenhormons T3 unerlässlich. Durch einen ausgeglichenen Schilddrüsenhormonspiegel wird das **Körpergewicht positiv beeinflusst**.

Infektionen können durch grüne Superfoods zurückgehen bzw. entstehen erst gar nicht, da viele gesunde grüne Lebensmittel **antivirale und antibakterielle Eigenschaften** haben. Bezüglich der Spirulina Alge wird sogar eine Wirkung gegen Herpes und HIV diskutiert.

Grüne Superfoods helfen den Körperzellen **mehr Energie** bereitzustellen, damit reduzieren sich Symptome wie **chronische Müdigkeit** oder die einer **Blutarmut** (Anämie).

Krebshemmende Wirkung zeigt sich einmal durch die beschriebene antiviralen Eigenschaften und zum anderen durch den hohen Gehalt an antioxidativen Stoffen (u. a. bei Grüntee die SOD, Superoxid-Dismutase), Vitaminen (Folsäure) und die vielen anderen sekundären Pflanzenstoffe.

Die vielen Mineralstoffe und Vitamine lassen Haare und Nägel gesünder aussehen. Außerdem **hemmen** sie **das Wachstum pathogener Bakterien im Darm**, sie haben eine **probiotische Wirkung**, denn gleichzeitig fördern sie eine natürliche Darmflora.

Beim besten Vorsatz wird es Tage geben, an denen man nicht ausreichend Obst und Gemüse essen kann. Der Körper hungert regelrecht nach Nährstoffen, die ihm helfen die Gesundheit wiederherzustellen. Grüne Getränke wären ein guter Ausgleich. Sie enthalten reichhaltig Chlorophyll, Mikronährstoffe (sekundäre und tertiäre Pflanzenstoffe), Vitamine, Enzyme und vor allem Antioxidantien – genau die Nährstoffe, die fehlen, um zu gesunden.

Die Pflanzen bilden diese Stoffe, um sich ihr Überleben in der Natur zu sichern. Sie müssen sich schützen gegen Bakterien, Viren, Pilzen und UV-Strahlung durch die Sonne. Im Körper des Menschen entfalten sie die gleiche Wirkung. Medikamente können zwar einen Blutzucker senken, aber sie können keine fehlenden Enzyme, Mineralstoffe etc. dem Körper zuführen, somit wird es durch Medikamente niemals zu einem gesunden Körper kommen. Für den Diabetiker ist es besonders wichtig entzündungsauslösende Stoffe unschädlich zu machen. Wie wirkungsvoll Pflanzenstoffe sein können, wurde in einer Studie in Montreal von Professor Richard Béliveau untersucht.

In jedem gesunden Körper kommt es täglich zu etwa 1 Million mutierter Zellen, einer Vorstufe zu Krebs. Es ist daher nicht verwunderlich, dass es zu Krebserkrankungen kommt, sondern es ist eher verwunderlich, dass nicht alle Menschen von Krebs betroffen sind. Professor Béliveau fror Krebszellen ein, dann taute er sie auf und ließ sie 24 Stunden weiter wuchern. Er stellte ein Gemüseextrakt her bestehend aus Lauch und Zwiebeln. Diesen Extrakt verdünnte er 1.000-fach und gab es schließlich auf die wuchernden Krebszellen. Mit dem Ergebnis, die meisten Krebszellen starben ab. Nun war es für Béliveau interessant zu wissen, ob dieser Extrakt nach Durchlaufen des Verdauungstraktes immer noch so wirkungsvoll sei. Im Versuch bekamen Mäuse mit Krebserkrankungen den Gemüseextrakt eingeträufelt. Dann wurden sie untersucht. Im Ergebnis zeigte sich, einige Krebswucherungen waren völlig verschwunden und zu 80-90 % schrumpften die Tumore deutlich. Besonders wirksam erwiesen sich Kohl und Rote Beete, aber auch Himbeeren, Blau- und Erdbeeren. Béliveau schloss daraus, dass die täglichen Portionen an Obst und Gemüse mindestens 7-10 pro Tag betragen sollten. Brokkolisprossen wirken übrigens hervorragend gegen Krebsstammzellen, die mit einer Chemotherapie nicht vernichtet werden können, der Grund, weshalb Krebs oftmals nach einer „erfolgreichen" Therapie nach einer gewissen Zeit erneut ausbricht.

Bezüglich des Diabetes wird man alleine durch den Genuss von grünen Getränken bereits nach wenigen Monaten eine deutliche Verbesserung der Blutwerte feststellen. Welche grünen Getränke sollte man in den Speiseplan einbauen?

Spirulina Algen sind nachweislich antidiabetisch

Die Spirulina Alge ist eine Blaualge und gehört zur Gattung der Cyanobakterien. Sie wird heute in Meerwasserbecken gezüchtet und kultiviert.

Die Alge enthält ca. 5,5 % Mineralstoffe und Spurenelemente, wertvolle Aminosäuren, die Vitamine A, E und K sowie einige Vitamine der B-Gruppe und viel Chlorophyll. Sie enthält viel Eisen und ist vollgepackt mit Antioxidantien wie z. B. Beta-Carotin oder Zeaxanthin. Spirulina Algen enthalten SOD, ein Enzym, welches ein recht starkes Antioxidans ist. Außerdem enthält sie Gamma-Linolensäure, eine essentielle Fettsäure der Haut, die Entzündungsreaktionen deutlich eindämmt.

Ein wichtiges Element für die Leber, Immunsystem und für die Bauchspeicheldrüse ist Schwefel, ebenfalls in Spirulina Algen enthalten. Der Schwefel ist an Aminosäuren gebunden, seine Funktion besteht darin, Giftstoffe im Körper zu binden und auszuleiten.

Bereits im Jahr 2008 erschien ein Artikel in der Zeitschrift „Current Pharmaceutical Biotechnology", in welcher die Vorzüge der Spirulina Alge beschrieben wurden. Laut dieser Untersuchung zeichnet sich die Alge aus durch ein breites Spektrum an prophylaktischer und therapeutischer Wirkung. Viele bioaktive Stoffe der Alge sind noch nicht im Detail analysiert, eines ist aber sicher: Die gesamte menschliche Physiologie wird durch sie positiv beeinflusst. Sie wirken nicht nur antioxidativ, antiviral und antibakteriell, sondern sie wirken krebshemmend, entzündungshemmend und antidiabetisch.

Die antidiabetische Wirkung wurde in einer Studie bestätigt. Während einer zweimonatigen Versuchsphase wurden Typ 2 Diabetiker in zwei Gruppen eingeteilt. Die eine Gruppe erhielt täglich 2 g Spirulina Algen, die andere Gruppe bildete die Kontrollgruppe und erhielt kein Spirulina. Bei den Diabetikern mit Spirulina als Nahrungsergänzung sanken der Nüchtern-Blutzucker, der Blutzucker nach einer Mahlzeit (postprandial) und der HbA1c-Wert. Die Patienten mit Spirulina zeigten ein besseres Profil ihres Fettstoffwechsels. Der Gesamtcholesterin-Spiegel sank, wie auch der LDL-Wert, während der HDL-Wert leicht stieg.

Chlorella pyrenoidosa – Die nützliche Mikroalge

Bei Chlorella pyrenoidosa handelt es sich um eine Mikroalge mit einer geringen Größe von etwa 6-8 µm. Sie existiert seit einigen Milliarden Jahren auf der Erde, wird aber erst seit einigen Jahrzehnten als Nahrungsergänzungsmittel genutzt. Die Alge hat ein grünliches Aussehen, da sie viel Chlorophyll enthält. Chlorophyll baut Verdauungsgerüche ab und stärkt das Immunsystem. Sie enthält vergleichbar der Spirulina Alge wertvolles Pflanzeneiweiß, darunter alle essentiellen Aminosäuren, viele Mineralien und Spurenelemente, Vitamine, ungesättigte Fettsäuren und sekundäre Pflanzenstoffe. Sie wird industriell wie auch ökologisch angebaut. In jedem Fall sollte man beim Kauf darauf achten, ökologisch angebaute Algen zu beziehen, um einer Belastung mit Pestiziden vorzubeugen. Eine vollwertige Alge kann nicht mit synthetischem Dünger hergestellt werden. Bei der Alge Chlorella pyrenoidosa handelt es sich um keine Meeresalge, daher enthält sie nur Spuren des Elementes Jod, was für Schilddrüsen-Patienten von Vorteil sein kann.

Die Alge stärkt den gesamten Körper, sie wirkt entgiftend und ausleitend, sie bindet Schadstoffe im Darm und vermag sogar Schwermetalle wie Cadmium, Blei, Quecksilber und Arsen, auszuleiten. Sie entgiftet im Darm Pestizide, Herbizide und Alkohol. Sie stärkt das Immunsystem, wirkt Krebserkrankungen entgegen, kann Stress mildern und senkt den Blutzuckerspiegel. In einer Studie wurde nachgewiesen, Chlorella pyrenoidosa hatte nach einer 16-wöchigen Anwendungsdauer einen positiven Einfluss auf den Fettstoffwechsel, senkte auch den Gesamtcholesteringehalt sowie den Nüchtern-Blutzucker.

Gerstengrassaft gibt dem Körper wertvolle Vitalstoffe

Die Wirkungen des Gerstengrassaftes wurden Gegenstand einer wissenschaftlichen Untersuchung. Im Ergebnis konnte man seine erhebliche antioxidative Wirkung durch SOD (= Superoxid Dismutase) feststellen. Er hemmt damit wirkungsvoll Entzündungen. Gleichzeitig ist Gerstengrassaft günstig für das Verdauungssystem, da dieser Trunk die Bildung einer gesunden Darmflora unterstützt. Dies ist ein nützlicher Aspekt bei einer Unverträglichkeit von rohen Früchten auf nüchternem Magen.

Gerstengrassaft wirkt sich auch ansonsten günstig auf das Verdauungssystem aus. Er reguliert den Wasserhaushalt im Darm, so kommt es weder zu Verstopfung noch zu Durchfall. Die Darmschleimhaut kann sich erholen, der hohe Anteil an Chlorophyll reduziert die Gefahr der Darmkrebsentstehung.

Bezüglich der Diabetes-Erkrankung ist Gerstengrassaft nicht nur günstig aufgrund seiner antioxidativen Eigenschaften, sondern er enthält viele wertvolle Inhaltsstoffe wie Vitamine, Mineralien, Spurenelemente, aktive Enzyme und sekundäre Pflanzenstoffe. Zudem wirkt er sich günstig auf den Fettstoffwechsel aus.

Gerstengras wird direkt als Saft oder als Pulver im Handel angeboten.

Marines Phytoplankton – Das Superfood schlechthin

Marines Phytoplankton unterstützt seit Milliarden von Jahren alle lebenden Organismen im Meer und damit auch auf dem Land.

Rund ein Viertel unserer gesamten Vegetation besteht aus diesem Superfood, wobei die Algen für ca. 90 Prozent des gesamten Sauerstoffs in unserer Luft verantwortlich sind. Da nimmt sich der von Wäldern produzierte Sauerstoffgehalt vergleichbar gering aus.

Blauwale beispielsweise ernähren sich fast ausschließlich von marinem Phytoplankton. Sie besitzen in Vergleich zu anderen Säugern ein extrem gesundes Nervensystem und haben das größte Gehirn. Aufgrund ihrer tollen körperlichen Verfassung werden Blauwale bis zu 150 Jahre alt. Ein weiterer Vorteil der Ernährung ist ihr Sexleben, denn die Säuger können bis zum Lebensende sexuell aktiv bleiben.

Marines Phytoplankton enthält:

- Chlorophyll
- Omega 3 Fettsäuren
- Proteine
- Mineralstoffe
- Vitamine
- Spurenelemente
- Polysaccharide
- Nukleotide

Die enthaltenen Nährstoffe sind an vielen Stoffwechselvorgängen im Körper beteiligt und sorgen für die Neubildung aber auch für die Erhaltung aller menschlichen Körperzellen.

Marines Phytoplankton besteht aus den elementarsten Nahrungsteilchen unserer gesamten Erde. Das ist auch der Grund, warum dieses Superfood die optimale Quelle für alle Lebewesen, unabhängig von ihrem Alter, darstellt.

In nicht wenigen Fällen konnte schon bereits nach wenigen Minuten nach der Anwendung eine gesundheitliche Verbesserung bei Anwendern festgestellt werden. Empfehlenswert ist beispielsweise „Ocean´s Alive Marine Phytoplankton". Bereits 5 Tropfen täglich genügen, um eine sinnvolle Ergänzung an Mineralstoffen, Spurenelementen und Chlorophyll zu bewirken. Allerdings ist das Präparat nicht gerade preiswert (zu beziehen über das Internet).

Es sind auch noch andere Produkte auf dem Markt, bitte entscheiden Sie selbst anhand von Kundenrezensionen oder Erfahrungsberichten welches Ihnen am meisten zusagt.

Wie nimmt man die grünen Superfoods auf?

Manche Leser werden schon einige Jahre an Diabetes leiden, viele von Ihnen haben eine Heilung der Krankheit bereits abgeschrieben. Dennoch gibt es Hoffnung, allerdings ist eine Heilung von heute auf morgen nahezu unmöglich. Der Körper benötigt etwas Zeit, um angerichtete Schäden zu beseitigen und wieder optimal zu funktionieren.

Deshalb ist es ratsam, mit nur einem grünen Superfood für die Dauer von einem Monat zu beginnen. Beim Kauf sollte auf eine gute Qualität geachtet werden, Süßstoffe - außer Stevia - haben in grünen Superfoods nichts zu suchen.

Geschmacklich muss man sich auf die neuen Reize erst einstellen, das ist normal. Die Mühe durchzuhalten lohnt sich.

Um sich an den Geschmack zu gewöhnen, kann man zunächst eine halbe oder eine viertel Portion zubereiten.

Anfangs kann es zur Geschmacksverbesserung hilfreich sein etwas Fruchtsaft hinzuzufügen. Dauerhaft sollte das grüne Getränk nur mit Wasser eingenommen werden, denn der Fruchtsaft enthält Zucker, den es im Tagesplan zu berücksichtigen gilt.

Die Spirulina Alge und Chlorella pyrenoidosa sind auch als Kapsel bzw. Presslinge erhältlich, d. h., sie können wie Tabletten geschluckt werden.

Während der Einnahme wird der Körper nach und nach neue, gesunde Körperzellen aufbauen. Infolge kommt es zu körperlichen Veränderungen. Es kann gut sein, dass der Anwender über mehr Leistungsfähigkeit verfügt, da die Mitochondrien, die Kraftwerke der Zellen mehr Energie bereitstellen.

Es kann sein, dass Verstopfungen nachlassen oder der Blutdruck sinkt. Bei einem sinkenden Blutdruck kann es zu Symptomen wie Schwindel oder Benommenheit kommen, wenn blutdrucksenkende Medikamente unverändert eingenommen werden. Aus einem hohen Blutdruck wird dann ein zu niedriger Blutdruck, der die beschriebenen Symptome verursacht.

Wer mit zu vielen grünen Superfoods beginnt, kann nicht mit Gewissheit sagen, welches nun zu der Verbesserung geführt hat. Deshalb sollte man sich Zeit geben und pro Monat lediglich 1 neues grünes Superfood ausprobieren.

Die Bauchspeicheldrüse heilen

Falls Sie unter Typ-2-Diabetes leiden oder eine Vorstufe von Diabetes festgestellt wurde, sollten Sie die Hoffnung auf keinen Fall aufgeben, denn nichts ist verloren. Es gilt vielmehr die Bauchspeicheldrüse zu „reparieren".

Bei einer Umstellung von bisherigen Lebensgewohnheiten auf eine neue Ernährung muss der Blutzuckerspiegel engmaschig überwacht werden, um eine Unterzuckerung zu vermeiden. Nicht alle vorgeschlagenen Lebensmittel und Nahrungsergänzungsmittel sind für jeden Menschen ansprechend, vielmehr muss eine Auswahl getroffen werden. Auch die Qualität der ausgewählten Ergänzungsmittel sollte immer Beachtung finden. Letztlich sind Ergänzungsmittel, beispielsweise Heilpflanzen, wie ein verschriebenes Medikament zu bewerten. Es können auch Nebenwirkungen auftreten.

Es gilt tierische Fette und frittierte Lebensmittel zu vermeiden. Vermeiden sollte man auch stark fermentierten Käse und Produkte mit Additiven und Farbstoffen.

Schauen wir uns nun einmal an, mit welchen Lebensmitteln sich die Bauchspeicheldrüse regenerieren lässt.

Aloe vera enthält sehr viele gesunde Wirkstoffe

Aloe vera ist ein richtiger Tausendsassa, so werden Extrakte dieser Pflanze in vielfältiger Weise u. a. bei Kosmetikprodukten eingesetzt. Die Wirkstoffe der Aloe vera Pflanze zeichnen sich aus durch ihre starke Darmreinigungskraft. Sie beseitigt Verstopfungen oder Verdauungsbeschwerden jeder Art, aber auch bei Entzündungen der Blase oder bei Magengeschwüren ist die Pflanze hilfreich.

Die Pflanze enthält reichlich Eiweiß, Mineralstoffe wie Calcium, Magnesium, Zink und Selen. Sie enthält Enzyme und die Vitamine A, E, B12 und C. Vitamin B12 ist für den Erhalt der Myelinschicht um die Nervenzellen wichtig, die Nerven werden somit geschützt. Der hohe Gehalt an Vitamin C trägt zum Erhalt der Elastizität der Blutgefäße bei. Gesunde, elastische Blutgefäße gewährleisten eine gute Durchblutung. Vitamin C und die Mineralstoffe Zink und Selen tragen entscheidend zu einer Wundheilung bei. So können Symptome wie das diabetische Fußsyndrom, welches häufig in Amputationen mündet, verhindert werden.

Aloe vera enthält einen Zucker, die D-Mannose. D-Mannose erhöht nicht den Blutzucker, wirkt sich jedoch positiv auf Harnwegsinfekte, insbesondere bei immer wiederkehrenden Blasenentzündungen aus, die bei Diabetikern häufig auftreten. Der Zucker sorgt für die Ausschwemmung des Infektionskeims.

Ein weiterer hilfreicher Inhaltsstoff ist Glucomannan. Dies ist eine Faser der Aloe vera Pflanze. Zusammen mit anderen natürlichen Phytosterolen werden Cholesterin und Triglyceride abgebaut, Glucomannan hilft zusätzlich, Übergewicht abzubauen.

Aloe vera beeinflusst in günstiger Weise die Leber, indem sie diese anregt, Glutathion zu bilden. Glutathion ist eines der stärksten Antioxidantien.

Das Zusammenwirken der Inhaltsstoffe in der Pflanze bewirkt eine gute Nährstoff- und Sauerstoffversorgung in allen wichtigen Organen, welche bei Diabetes typischerweise geschädigt werden, so z. B. das Herz, Bauchspeicheldrüse, Nieren, Augen und Beine. In Studien konnte nach einem sechswöchigen Trinken von Aloe vera Saft eine Senkung des Blutzuckers und der Triglyceride um 40 % beobachtet werden. In einigen Fällen konnte durch Aloe vera eine bevorstehende Dialyse erheblich hinausgeschoben werden.

Günstig wirkte sich in diesen Fällen die zusätzliche Einnahme von Arabinogalactan, in einer Dosierung von 500 mg pro Tag, aus. Dies ist ein Ballaststoff mit einer stärkenden Wirkung auf das Immunsystem. Arabinogalactan ist enthalten in Pflanzen oder in Mycobakterien. Bei Pflanzen ist Arabinogalactan Bestandteil des Gummi arabicum. Der Wirkstoff verbessert im Darm die Lebensbedingungen für die günstigen Milchsäurebakterien und vermindert die Ammoniak-Konzentration im Stuhl. Im Tierversuch kam es zu einer erhöhten Zahl von Monozyten, Granulozyten und natürlichen Killerzellen (NK), die in der Lage sind Tumorzellen und virusinfizierte Zellen zu erkennen und sie können sie vernichten. Arabinogalactan aus der sibirischen Lärche kann zu weniger Erkältungskrankheiten führen – aufgrund seiner immunstärkenden Eigenschaften.

Um von den vielen Vorteilen der Aloe vera Pflanze zu profitieren, sollten täglich 500 mg Extrakt eingenommen werden. Der Saft kann als weitere Zutat in den Speiseplan eingebaut werden (z. B. als Smoothie). Am allerbesten ist es, das Aloe vera Gel direkt aus der Pflanze zu gewinnen. Beim Kauf der Pflanze sollte auf eine essbare Art geachtet werden.

Hat die Pflanze eine ausreichende Größe erreicht, kann man die Blätter aufschneiden und das Gel direkt zum Verzehr gewinnen. Alternativ kauft man das Gel direkt oder als getrocknetes Ergänzungsmittel.

Wie bei allen Lebensmitteln oder Ergänzungsmitteln sollte auf Qualität geachtet werden. Zu meiden sind solche Produkte, die ein Verdickungsmittel enthalten (Guarkernmehl, Carageenan, Xanthangummi, etc.). Ein Produkt, welches als zu 100 % aus Aloe vera bestehend deklariert ist, enthält oftmals tatsächlich zu annähernd 99 % Wasser und nur zu 1 % Aloe vera – und dies ist legitim.

Bezüglich der Dosierung hält man sich am besten an die Empfehlung des Herstellers.

Als grobe Faustregel kann man 500-1.500 mg getrocknetes Pulver empfehlen. Nebenwirkungen sind bei Aloe vera nicht zu erwarten, in seltenen Fällen kann eine Allergie gegenüber der Pflanze bestehen.

Kurkumin – Ein asiatisches Superfood

Kurkuma ist ein gelbliches Gewürz, welches in asiatischen Gerichten häufig verwendet wird. Der Wirkstoff Kurkumin ist vielfach Gegenstand von wissenschaftlichen Untersuchungen gewesen. Es ist ein echtes unterschätztes Superfood, wie wir gleich sehen werden.

Kurkumin hilft bei Entzündungen und Schmerzen. Kurkumin trägt somit zur Regeneration der Bauchspeicheldrüse bei und hilft bei Neuropathien. Die entzündungshemmende Wirkung ist relevant bei neurodegenerativen, kardiovaskulären, metabolischen, autoimmunen, neoplastischen (Tumorerkrankungen) und pulmonalen (Lungen) Erkrankungen. Kurkumin sorgt für einen hohen Gehalt an Glutathion, welches freie Radikale unschädlich macht und außerdem den Körper bei der Ausscheidung von Schadstoffen unterstützt.

Kurkumin hat in Studien einen Nerven schützenden Effekt aufgewiesen, günstig um Neuropathien sowie Erkrankungen des zentralen Nervensystems vorzubeugen.

Es schützt die Funktionen des Gedächtnisses. Alzheimer-Erkrankungen gehen häufig mit einem Typ-3-Diabetes einher.

Kurkuma als Gewürz eingesetzt wird kaum eine medizinische Wirkung entfalten. Kurkumin-Extrakt ist als Nahrungsergänzungsmittel erhältlich. Eingenommen sollte täglich 1-2-mal 500-1.000 mg, um den Blutzucker zu senken und die Insulinresistenz der Körperzellen aufzuheben.

Bei nachgewiesenen Bauchspeicheldrüsenentzündungen sind höhere Dosierungen erforderlich.

Zur Beachtung gilt, Kurkumin isoliert kann vom Organismus schlecht absorbiert werden. Zur Verbesserung der Absorption ist es ratsam ein Präparat zu wählen, welches Schwarzpfefferextrakt enthält. Die handelsübliche Bezeichnung lautet Bioperin. Der Nachteil des Bioperin ist sein bitterer Geschmack. Bestehen Magengeschwüre oder Gallenwegs-Verengungen oder Gallensteine, so sollte von diesem Präparat Abstand genommen werden. Eine Einnahme über einen längeren Zeitraum (mehr als 6 Monate) könnte unter Umständen zu Magengeschwüren führen, muss aber nicht sein. Ratsam ist es diese Kombination für einen Zeitraum von 2 Monaten auszuprobieren, um die Wirkung am eigenen Körper zu testen, denn jeder Organismus reagiert anders.

Bockshornklee – Griechisches Heu mit heilenden Mikronährstoffen

Das Kraut Bockshornklee ist auch unter der Bezeichnung „griechisches Heu" bekannt. Es zeichnet sich aus durch seinen hohen Gehalt an heilenden Wirkstoffen wie Apigenin, Genistein, den Flavonolen Quercetin, Kaempferol und Myricetin sowie weiteren Wirkstoffen wie Trigonellin, Rutin und Selen. Es ist also ein Kraut mit einer hohen Mikronährstoff- und Energiedichte.

In asiatischen Ländern und im Mittelmeerraum wird Bockshornklee in der Küche als Gewürz verwendet.

Bockshornklee trägt zu einem hohen Spiegel an Superoxiddismutase (SOD) bei und kann daher freie Radikale unschädlich machen. Die Wirkstoffe Quercetin und Kaempferol schützen den Organismus vor Krebs, auch vor Bauchspeicheldrüsenkrebs (es senkt das Risiko um 23 %).

Zurzeit wird untersucht, ob der Samen der Pflanze vor Brust- und Prostatakrebs schützen kann, bei in vitro Versuchen konnte dieser Zusammenhang hergestellt werden.

Rutin, ein Flavonoid, ist bekannt geworden durch seine gefäßschützenden Eigenschaften. Zum einen werden Blutgefäße gestärkt, zum anderen wird durch Rutin die Durchblutung verbessert und Blutungen oder Blutergüsse treten seltener auf, Krampfadern kann aufgrund der antioxidativen Wirkung vorgebeugt werden.

Bockshornklee verbessert die Werte für den Blutdruck, Blutzucker und Cholesterin. Das Kraut bietet einen Schutz vor dem Metabolischen Syndrom. Trigonellin ist ein Bitterstoff, der ebenfalls antioxidativ wirkt und einen Schutz für das Nervensystem darstellt, Neuropathien reduziert.

Auch der Bockshornkleesamen schützt vor Herzinfarkten und reguliert den Fettstoffwechsel. Außerdem enthält der Samen reichlich Ballaststoffe, welche zur Gewichtsabnahme förderlich sind sowie die Magenentleerung verzögern und damit zur Vermeidung von Blutzuckerspitzen beitragen.

Bockshornklee kann in den Speiseplan mit aufgenommen werden, die Samen sollten in jedem Fall aufgrund ihres bitteren Geschmacks als Nahrungsergänzungsmittel eingenommen werden. In Kapselform empfiehlt sich eine Dosierung von 2-3-mal täglich 1.200 mg. Menschen mit einer Herzerkrankung, die ein Medikament einnehmen, sollten vor Einnahme ihren Arzt um Rat fragen, ob dieses Ergänzungsmittel für sie geeignet ist. Falls ja, dann sollten sie mit einer niedrigeren Dosierung beginnen (z. B. 600 mg) und können bei Verträglichkeit die Dosis allmählich steigern.

Bei Einnahme eines blutzuckersenkenden Medikamentes sollte der Blutzuckerspiegel eng überwacht werden und die Medikation muss ggf. neu angepasst werden.

Der hohe Ballaststoffanteil im Bockshornklee erfordert einen zeitlichen Abstand von mehreren Stunden vor oder nach Einnahme von Medikamenten, da diese sonst vorzeitig ausgeschieden werden.

Bockshornklee senkt mitunter den Kaliumgehalt, daher ist Vorsicht angezeigt bei Einnahme von Diuretika, Herzmedikamenten, bestimmten Steroiden und anderen kaliumsenkenden Medikamenten, es kann andernfalls zu Herzrhythmusstörungen kommen. Vorsicht ist auch geboten bei gleichzeitiger Einnahme eines blutverdünnenden Medikamentes wie Heparin, Warfarin, etc. Bockshornklee ist ein natürlicher Blutverdünner, daher sollten die Blutwerte engmaschig kontrolliert werden und ggf. die Dosierung der anderen blutsenkenden Medikamente reduziert werden, evtl. ganz abgesetzt werden.

Die Kletterrebe nennt man in Indien Zuckerzerstörer

Die Kletterrebe stammt aus Indien und wird von dort niedergelassenen Ärzten seit alters her bei Diabetes im Rahmen einer ganzheitlichen Behandlung eingesetzt. Europäischen Ärzten ist diese Heilpflanze weitestgehend völlig unbekannt. Eine weitere Bezeichnung dieser Pflanze ist Gurma = Zuckerzerstörer oder Gurmarbooti.

Die Pflanze verfügt über hervorragende Eigenschaften in Bezug auf die Regeneration der Beta-Zellen in der Bauchspeicheldrüse. Zerstörte Zellen durch schädliche Zusatzstoffe in der Nahrung können in einem begrenzten Umfang wieder funktionsfähig werden und die Bildung neuer Beta-Zellen wird angeregt. So kann die Bauchspeicheldrüse Insulin wieder selbst herstellen. Gleichzeitig enthält Gymnema sylvestre Enzyme, welche die Körperzellen befähigen Insulin mit Zucker aufzunehmen. Dies führt zu einer Entlastung der Nebennieren und der Leber. Infolge der verbesserten Zuckerversorgung der Körperzellen kommt es zu einem geringeren Appetit auf süße Speisen.

In zahlreichen Studien konnte belegt werden, dass Gymnema sylvestre den Nüchtern-Blutzucker, den postprandialen Zucker und den HbA1c-Wert senkt. Außerdem sank der Wert für die Serumlipide und das glykolisierte Plasmaprotein (Bindung eines Zuckermoleküls an ein Protein, welches bei der Blutzuckermessung bestimmt wird). Die C-Peptide hingegen stiegen. Der C-Peptid Wert wird laborchemisch untersucht, um festzustellen, ob die Bauchspeicheldrüse überhaupt noch Insulin herstellt und in welchem Umfang. Je höher der C-Peptid Wert liegt, desto mehr Insulin wird in den Beta-Zellen produziert.

In klinischen Studien profitierten sowohl Typ 2 Diabetiker als auch Typ 1 Diabetiker von dieser Heilpflanze. In einer kleinen Studie mit 27 Probanden wurde untersucht, inwiefern die Gabe von 400 mg GS4 (= ein wasserlösliches Extrakt aus der Gymnema sylvestre Pflanze) über einen Zeitraum von 2 bis 30 Monaten Auswirkungen auf die Diabetes-Erkrankung hat. Das Ergebnis war auch für die Forscher sehr überraschend. Blutzucker und die Werte für HbA1c, Serumlipide, glykolisiertes Protein und C-Protein erreichten nahezu Normalwerte! Sie blieben auch 10 bis 12 Monate nach Abschluss der Studie normal. Bei der Kontrollgruppe zeigte sich keine Verbesserung, im Gegenteil die Werte dort verschlechterten sich. Es ist durchaus realistisch anzunehmen, dass Betroffene mithilfe dieser Heilpflanze möglicherweise schon bald auf Insulin-Injektionen verzichten können.

Außerdem konnte bei der Pflanze eine antibakterielle Wirkung nachgewiesen werden. Infektionen mit MRSA, Lungenentzündung, infektiöse Entzündungen am Herzen, Gehirnhautentzündung und Lebensmittelinfektionen treten deutlich seltener auf. Die Einnahme sollte auf gleichmäßige Portionen 2-3-mal pro Tag verteilt werden. Es ist eine Gesamtdosis von 250-1.000 mg empfehlenswert.

Heiliges Basilikum – Heilende Pflanze aus der ayurvedischen Medizin

Das Heilige Basilikum (Ocimum sanctum) ist nicht identisch mit dem landläufig bekannten Basilikum, welches in nahezu jedem Supermarkt zu erwerben ist. Es spricht jedoch nichts dagegen gewöhnliches Basilikum in der Küche zu verwenden. Heiliges Basilikum ist weltweit anzutreffen. Ursprünglich stammt die Pflanze aus Indien und wird traditionell in der ayurvedischen Heilkunde angewendet. Dort findet man die Bezeichnung Tulsi, was übersetzt so viel bedeutet wie „das Unvergleichliche".

Das heilige Basilikum kann Schäden im Körper, die durch die Diabetes-Erkrankung entstanden sind, weitestgehend kontrollieren. Es kann vor allem die Funktionsfähigkeit der Beta-Zellen verbessern, so kann körpereigenes Insulin vermehrt produziert werden. Es senkt nachweislich den Blutzucker und in manchen Fällen normalisiert es den Blutdruck und senkt Cholesterin und Triglyceride.

Außerdem ist es ein starkes Antioxidans, schützt daher die Körperzellen vor freien Radikalen. Die Pflanze enthält eine Reihe ätherischer Öle (Caryophyllen, Oleanolsäure, Eugenol, Ursolsäure und Apigenin). Die Ursolsäure und Apigenin zeichnen sich aus durch eine krebs- und entzündungshemmende sowie durch eine antioxidative Wirkung. Eugenol bessert neuropathische Schmerzen. Die starke entzündungshemmende Wirkung ist zurückzuführen auf eine Unterdrückung der schmerzauslösenden Stoffe wie z. B. Prostaglandine. Aus einer Tierstudie kann man entnehmen, dass Heiliges Basilikum in seiner Wirkung ebenso stark ist wie eine Tablette Aspirin.

Die Pflanze hat noch zahlreiche weitere günstige Effekte. Sie wirkt antidepressiv, lindert (chronische) Entzündungen wie Asthma oder Arthritis, es hilft bei Blähungen und Sodbrennen und wirkt Magengeschwüren entgegen, da es die Magensäure abschwächt.

Bei einer Chemotherapie schützt sie das Herz vor den aggressiven Zytostatika und es hat eine antimikrobielle Wirkung.

In einer klinischen Studie bekamen Teilnehmer 4 Wochen lang täglich 2,5 Gramm pulverisiertes heiliges Basilikum. Die Nüchtern-Blutzuckerwerte waren um 21 mg/dl gesunken. Nach Absetzen der Heilpflanze stieg der Nüchtern-Blutzucker nach weiteren 4 Wochen um durchschnittlich 15 mg/dl wieder an. Ungewünschte Wirkungen wurden von keinem Teilnehmer berichtet.

Bezüglich der Dosierung gibt es keine allgemeingültigen Empfehlungen. Man kann sich an der erwähnten Studie orientieren und morgens auf nüchternen Magen 2,5 Gramm des Pulvers aus Blättern einnehmen. Heiliges Basilikum ist auch als Kapsel erhältlich. Die Kapseleinnahme sollte über den Tag verteilt werden, damit sich eine gleichmäßige Wirkung entfaltet.

Das Heilige Basilikum tritt in Wechselwirkung mit blutzuckersenkenden Medikamenten, daher sollte der Blutzucker gut überwacht werden und die Medikamente sollten den veränderten Blutzuckerwerten angepasst werden.

Alpha-Liponsäure senkt den Blutzuckerspiegel

Liponsäure ist eine Fettsäure, die der Körper selbst bilden kann und ist von immenser Bedeutung. So kommt Liponsäure in jeder Körperzelle vor und spielt in der Zellmembran eine wichtige Rolle. Die Fettsäure ist in der Körperzelle notwendig, um den eingelassenen Zucker in Energie umzuwandeln.

Seit längerer Zeit ist bekannt, dass Liponsäure den Blutzuckerspiegel senken kann, wenn sie intravenös verabreicht wird.

Eine Studie konnte 2006 nachweisen, dass auch die orale Gabe zumindest kurzfristig zu einer Senkung des Blutzuckerspiegels führt, indem die Insulinempfindlichkeit angehoben wird.

Liponsäure hilft bei Neuropathien (Erkrankungen des peripheren Nervensystems). In milden Fällen reicht sie als alleinige Schmerzmedikation aus. Liponsäure hat Einfluss auf die Ausschüttung von Schilddrüsenhormonen, somit steht dem Körper mehr Energie zur Verfügung und der Abbau von Übergewicht wird unterstützt. Sie reduziert die Faltenbildung in der Haut und schützt Gehirnzellen vor freien Radikalen. Sie ist in der Lage in das Gehirn vorzudringen (was nicht jeder Substanz aufgrund der Blut-Hirn-Schranke gelingt), somit hilft sie die Gehirn- und Gedächtnisfunktion aufrechtzuerhalten. Außerdem verfügt sie über die Eigenschaft, Schadstoffe an sich zu binden und auszuleiten, vergleichbar einem Chelatbildner und kann auf diese Weise den Körper von gefährlichen Schwermetallen wie beispielsweise Quecksilber befreien. Liponsäure unterstützt auch die Nerven, die das Herz versorgen.

Beim Erwerb der Liponsäure sollte auf die R-Form geachtet werden. Im Gegensatz zur S-Form, die synthetisch hergestellt wird, ist die R-Form die natürlich vorkommende, biologisch aktive Form. Unter der Bezeichnung Alpha-Liponsäure verbirgt sich eine Mischung der R- und S-Form, meist im Verhältnis 50:50. Bei einer Mengenangabe 50 mg Alpha-Liponsäure nimmt man daher nur 25 mg auf. Von der R-Liponsäure sollte 2-4-mal täglich 100 mg eingenommen werden, bei der Alpha-Liponsäure die doppelte Menge. Der günstigste Einnahmezeitpunkt ist eine Stunde vor dem Essen oder zwei Stunden danach, am besten auf nüchternen Magen.

Auch für die Liponsäure gilt, aufgrund der blutzuckersenkenden Wirkung kann es erforderlich sein, sonstige blutzuckersenkende Medikamente in der Dosierung zu reduzieren.

Die Anregung der Bildung von Schilddrüsenhormonen macht eine Reduzierung der bisherigen Dosierung von Medikamenten bei einer Schilddrüsenunterfunktion unter Umständen erforderlich. Bei einer überaktiven Schilddrüse (Morbus Basedow) ist es ratsam, auf die Einnahme von Liponsäure zu verzichten.

Resveratrol schützt die Insulinproduzierenden Zellen

Resveratrol ist ein starkes Antioxidans. Einige Leser kennen diese Substanz als Inhaltsstoff von Rotwein - mit der gängigen Erklärung „ein Glas Rotwein trägt zur Gesundheit des Herzens bei". Tatsächlich kommt die Substanz in den Schalen von roten Trauben, in Beeren, Pflaumen, Erdnüssen und im Kakao vor. Ein großes Vorkommen an Resveratrol ist im japanischen Staudenknöterich zu finden, ein chinesisches Heilkraut namens Hu Zhang oder lateinisch Polygonum cuspidatum. Bezüglich des Gehaltes an Resveratrol in Rotwein schwankt dieser stark je nach Rebsorte. Außerdem hängt der Gehalt an diesem Wirkstoff ab von der Art des Anbaus, der Verarbeitung, Lagerung und Verpackung. Es kann daher sein, dass man mehr als 100 Flaschen Rotwein trinken müsste, um einen ausreichenden wirksamen Resveratrolpegel zu erzielen, Rotwein scheidet als „Nahrungsergänzungsmittel" daher aus.

Resveratrol hat eine Reihe günstiger Auswirkungen auf den Organismus. Es erhöht die Insulinsensitivität, senkt das Risiko für Herzinfarkte und Schlaganfälle, es unterstützt die Schilddrüsenfunktion, hilft einen günstigen Cholesterin-Quotienten zu erreichen, schützt vor Augenerkrankungen, verbessert die Durchblutung von Händen und Füßen durch seine blutverdünnende Eigenschaft, lindert Symptome und Schmerzen verursacht durch Arthritis oder durch Autoimmun-Erkrankungen wie Multiple Sklerose.

In Tierversuchen konnte der neuronale Zelltod aufgehalten werden, übertragen auf den Menschen heißt dies, Alzheimer- und andere neurologische Erkrankungen können verhindert werden bzw. verlangsamt werden.

Ebenfalls in Tierversuchen und in vitro hat sich Resveratrol als wirksames Krebspräventionsmittel bzw. als Therapeutikum herausgestellt. Studien an Menschen laufen zurzeit noch. In vitro konnte durch diesen Wirkstoff eine Besserung bei den häufigsten Krebsarten festgestellt werden (Dickdarm, Dünndarm, Enddarm, Magen, Brust, Prostata, Leber, Bauchspeicheldrüse aber auch bei Lymphomen, Myelomen und Neuroblastomen).

Für den Diabetiker ist interessant zu wissen, dass Resveratrol direkt den Blutzuckerspiegel senkt, indem es die Aktivität des GLUT-4-Transporters erhöht. Der GLUT 4-Transporter ist ein Protein, welches den Zucker aus dem Blut in die Zelle leitet – ein ähnlicher Mechanismus wird auch durch Sport und Diät in Gang gesetzt. Die insulinproduzierende Zellen werden durch Resveratrol geschützt. Die Insulinresistenz führt aufgrund des hohen Blutzuckerspiegels zu einer immer stärkeren Produktion von Insulin – bis die Beta-Zellen völlig erschöpft sind. Resveratrol gelingt es, die Beta-Zellen zur Produktion eigener Enzyme anzuregen, welche die Beta-Zellen vor dem oxidativen Stress schützen und damit einer Erschöpfung der Zellen entgegenwirkt. Gleichzeitig senkt Resveratrol die Insulinausschüttung, was die Überlebensrate der Beta-Zellen erhöht. Die Senkung der Insulinausschüttung mag zunächst nachteilig erscheinen. Durch Resveratrol wird die Wirkung des Insulins jedoch erhöht, und zwar durch ein Gen mit dem Namen Sirt1, dieses erhöht die Langlebigkeit und auch durch die AMP Kinase (spielt eine wichtige Rolle bei der Regulation von biosynthetischen Vorgängen in Zellen).

Bei der Auswahl eines geeigneten Nahrungsergänzungsmittels mit dem Wirkstoff Resveratrol sollte sorgfältig vorgegangen werden.

Resveratrol, allein mit der Nahrung aufgenommen, wird im menschlichen Organismus schwer absorbiert und verbleibt nur sehr kurze Zeit im Organismus. Etwa drei Viertel der aufgenommenen Menge verlässt den Körper ungenutzt mit dem Urin oder dem Stuhl. Daher sollte das Präparat ein standardisiertes Wurzelextrakt enthalten, welches als Trans-Resveratrol oder als Trans-R vorliegt. In dieser Form ist die Bioverfügbarkeit am höchsten. Das Präparat sollte möglichst in Reinform vorliegen ohne Füll- und sonstige Zusatzstoffe. Füllstoffe wie z. B. Emodin können zu Durchfall führen. Wenn eine Prozentangabe auf der Verpackung vermerkt ist, bezieht sich diese auf den Anteil an Resveratrol am Gesamtgewicht, je höher der Prozentsatz, desto wirksamer ist das Präparat. Die ideale Dosierung beträgt 2-mal täglich 100 mg. In Studien aus dem Jahr 2010 wurden Probanden 1-2 g täglich verabreicht. Im Allgemeinen wird Resveratrol gut vertragen. In höheren Dosierungen können Nebenwirkungen auftreten wie Übelkeit, Durchfall, Schlaflosigkeit, Magenkrämpfe, Gelenkschmerzen und Taubheitsgefühle oder Kribbeln in Händen und Füßen. Dann sollte die Qualität des Produktes näher betrachtet werden - bei minderwertigen Produkten treten diese Symptome häufiger auf und als Nächstes sollte die Dosis reduziert werden.

Diabetichron®

Der Hersteller Vitabasix® hat eine Reihe von natürlichen Wirkstoffen in einem Präparat zusammengestellt, die helfen können, die Sensibilität der Körperzellen für Insulin zu fördern und den Blutzuckerspiegel zu stabilisieren. Die Energiegewinnung wird gesteigert, eine Gewichtsreduktion stellt sich ein und die Sehkraft wird gestärkt. Das Produkt kann in jeder Apotheke oder auch im Internet erworben werden.

Das Präparat enthält unter anderem das Banaba Extrakt, welches einen direkten Übergang des Zuckers aus dem Blut in die Zellen begünstigt. Durch Kombination mit den Pflanzen-Extrakten der Bittermelone sowie der Gymnema Sylvestre, die bereits die Aufnahme der Zuckermoleküle aus dem Darm ins Blut reduzieren, wird sowohl eine verminderte Aufnahme und bessere Verwertung des Zuckers als auch eine signifikante Reduzierung des Blutzuckerspiegels erzielt.

Ein weiterer Wirkstoff ist das Vanadiumsulfat, welches nachweislich in der Lage ist, die Funktionsfähigkeit wichtiger Andockstellen für das Insulin nachhaltig zu steigern. Des Weiteren bewirkt von außen zugeführtes Chrom, speziell in der biologisch aktivsten Form des Chrompolynikotinats, dass die Wirkung von Insulin wesentlich höher ist, sobald es sich einmal an den spezifischen Rezeptor angelagert hat. Zusammen ermöglichen diese Substanzen eine effizientere und gleichzeitig physiologisch korrekte Funktionsweise des Insulinrezeptors.

Außerdem enthalten ist die Corosolsäure mit einer blutdrucksenkenden und nierenstärkenden Wirkung. Des Weiteren enthält das Präparat Alpha-Liponsäure, Magnesium, die Vitamine C, E und Biotin, L-Carnitin, Bockshornklee, Bilberry-Extrakt, N-Acetyl L-Cystein und einige Enzyme, die einen gesunden Stoffwechsel unterstützen.

Der glykämische Index bei Diabetes

Im Zusammenhang mit Diabetes spricht man häufig vom glykämischen Index. Schulmedizinisch wird vertreten, dass die tägliche Ernährung zu 45 % aus Kohlenhydraten bestehen soll, zu 20 % aus Eiweiß und zu 35 % aus Fett. Jeder Diabetiker ist mit der Umrechnung in Broteinheiten (= BE) und Kohlenhydrateinheiten (= KE) vertraut. Eine Broteinheit entspricht 12 g Kohlenhydrate, dabei sind 10 g Kohlenhydrate 1 Kohlenhydrateinheit. Eine exakte Berechnung der verzehrten Kohlenhydrate ist nicht möglich, denn der Gehalt an Kohlenhydraten unterliegt Schwankungen, genauso wenig ist es möglich, die Menge an Insulin, die letztlich biologisch wirksam ist, genau zu bestimmen. Dies ist glücklicherweise auch nicht erforderlich. Wichtig ist die Erkenntnis, dass gewisse Kohlenhydrate schnell den Blutzucker erhöhen, andere hingegen sorgen für eine verzögerte – und damit gleichmäßige Freisetzung der Kohlenhydrate im Blut als Zucker. Dies hat zur Einführung des glykämischen Index geführt.

Der glykämische Index (GI) ist definiert als das Maß des Blutzuckeranstiegs und Verlaufs nach Aufnahme von 50 g Kohlenhydrate in einem Lebensmittel. Als Referenzwert gilt der Blutzuckeranstieg und Blutzuckerverlauf nach Aufnahme von 50 g Glukose. Jedes Lebensmittel kann nun auf eine Referenzgröße bezogen werden, die bei Glukose willkürlich als 100 definiert wurde. Ein niedriger glykämischer Index bedeutet, der Blutzucker steigt nur gering an. Dies ist der Fall, wenn faserreiche Lebensmittel verzehrt werden (Gemüse und Nüsse). Bei einer glykämisch ausgerichteten Diät steigt das günstige HDL-Cholesterin an.

Die Umsetzung der glykämischen Diät birgt gewisse Schwierigkeiten. Je nach Zubereitungsart und Zusammenstellung der Mahlzeit schwankt der glykämische Index, es gibt bei jeder Person eine Tag-zu-Tag-Variabilität und der glykämische Index fällt unterschiedlich aus.

Daneben ist der glykämische Index nicht standardisiert. Neben dem genannten Referenzwert, bezogen auf 50 g Glukose, gibt es einen weiteren Referenzwert, der sich auf den Konsum von 50 g Weißbrot bezieht.

Der Aspekt viele Lebensmittel mit einem niedrigen glykämischen Index auszuwählen ist grundsätzlich richtig. Allerdings werden schulmedizinisch die Ratschläge der Deutschen Gesellschaft für Ernährung wie ein ungeschriebenes Gesetz betrachtet. Im Kapitel **„Das A und O einer gesunden Ernährung"** (Seite 109) wird beschrieben, dass es nicht ratsam ist, **ungesunde** Vollkornprodukte zu verzehren, vor allen Dingen sollte auf Weizen verzichtet werden, wobei Weißmehlprodukte ohnehin absolut tabu sind. Hingegen haben Hülsenfrüchte, Gemüse, Obst und Nüsse einen hohen Sättigungswert aufgrund ihres reichhaltigen Faseranteils und nebenbei beinhalten sie wertvolle Vitalstoffe, die helfen, ganzheitlich zu gesunden.

Blutzuckerspitzen vermeiden

Der Verdauungsapparat ist seit alters her darauf eingestellt, dass Kohlenhydrate zusammen mit Ballaststoffen in der Nahrung aufgenommen werden und so in den Verdauungstrakt gelangen. Ballaststoffe erhöhen den Blutzuckerspiegel nicht, sie sorgen jedoch für eine gleichmäßige Freisetzung von Kohlenhydraten, so werden Blutzuckerspitzen vermieden und eine gleichmäßige Versorgung an Energie ist sichergestellt. Ballaststoffe fördern die Verdauung, erhöhen das Sättigungsgefühl und reduzieren indirekt die Fettleibigkeit. Die tägliche Aufnahmemenge an Ballaststoffen hat sich in heutiger Zeit drastisch gewandelt. Die übliche Ernährung ist arm an Ballaststoffen.

Weizenmehl Typ 405 enthält kaum mehr Mineralstoffe und keinerlei Ballaststoffe, wie auch alle daraus hergestellten Produkte (Brot, Brötchen, Nudeln, Plätzchen, Pizzateig, etc.). Ebenfalls keine Ballaststoffe sind enthalten in Milch und Milchprodukten, Fleisch, Fisch, Meeresfrüchten, Fett und in Eiern.

Ballaststoffe sind hingegen reichlich enthalten in Obst, Gemüse und in Vollkornprodukten. Dabei entscheidet der Anteil an Ballaststoffen maßgeblich über die Qualität der Kohlenhydrate. Einer italienischen Studie zufolge, die in der Zeitschrift Diabetes Care 1991 veröffentlicht wurde, sind Kohlenhydrate für Diabetiker nur dann schädlich, wenn nicht ausreichend Ballaststoffe enthalten sind. Diabetiker dürfen viele Kohlenhydrate verzehren, ohne eine negative Auswirkung auf den Insulingehalt im Blutplasma verzeichnen zu müssen. Dabei haben sie keine ungünstigen Auswirkungen auf den Triglyceridgehalt zu erwarten, wenn ihre Ernährung gleichzeitig reich an Ballaststoffen ist.

Der Einfachheit halber unterteilt man Ballaststoffe in wasserlösliche bzw. wasserunlösliche Ballaststoffe. Für eine gesunde Ernährung sind beide Arten von Ballaststoffen erforderlich. Pro Tag sollten zwischen 25 und 40 Gramm aufgenommen werden. Unlösliche Ballaststoffe findet man vor allem im Gemüse und in den Schalen vom Obst (Kirschen, Weintrauben, Äpfel, Birnen, etc.). Sie bewirken eine gute Verdauung und helfen Giftstoffe aus dem Darm zu entfernen. Sie sorgen für einen optimalen pH-Wert im Darm, eine Grundvoraussetzung für eine gesunde Darmflora. Die Entfernung von Giftstoffen im Darm umfasst auch die Ausscheidung von Giften, die durch Mikroorganismen freigesetzt werden, die andernfalls, bei ihrem Verbleib im Darm zur Krebsentstehung beitragen würden. Lösliche Ballaststoffe befinden sich ebenfalls im Gemüse, in Reis, Quinoa, Soja und in verschiedenen Fruchtsorten u. a. in der Papaya. Die Aufgabe der löslichen Ballaststoffe liegt in der verlangsamten Freisetzung des Mageninhaltes zur Verhinderung der Entstehung von Blutzuckerspitzen. Sie tragen zum Sättigungsgefühl bei. Sie mindern Entzündungen in den Blutgefäßen, tragen also dazu bei, das Herz-Kreislauf-System gesund zu erhalten.

Entscheidend ist nicht nur die Menge der täglich verzehrten Ballaststoffe, sondern auch die Aufnahme aus verschiedenen Quellen. Daher sollten täglich verschiedene Sorten Gemüse, Obst, Nüsse, Samen, Körner / Getreidesorten verzehrt werden. Es ist keinesfalls angeraten, Ballaststoffe in Form von Nahrungsergänzungsmitteln einzunehmen, denn zum einen enthalten diese Nahrungsergänzungsmittel keine Vitalstoffe, Enzyme und sekundären Pflanzenstoffe und zum anderen haben Ballaststoffe je nach Herkunft eine unterschiedliche Wirkung auf den Stoffwechsel. Nüsse, Samen und getrocknete Früchte senken beispielsweise den Blutzuckerspiegel und verringern Entzündungsreaktionen in den Blutgefäßen.

Ballaststoffe im Gemüse senken den Blutdruck und den Homocysteinspiegel, welcher in Zusammenhang mit gefährlichen Herzerkrankungen gebracht wird. Reichlicher Obstgenuss senkt ebenso den Blutdruck und Ballaststoffe im Getreide senken den Body-Mass-Index, machen also schlank.

Wenn unbedingt ein Nahrungsergänzungsmittel den Ballaststoffgehalt der Nahrung anreichern soll, so kann Guggul empfohlen werden. Guggul ist Extrakt aus dem Harz des Balsambaums Commiphora mukul. In der ayurvedischen Medizin ist dieser Stoff seit alters her bekannt für seine Wirkung bei Rheuma und Herz-Kreislauf-Erkrankungen. Guggul senkt auch den Blutzuckerspiegel und hemmt Entzündungen. Die Einnahme sollte 1-3-mal täglich erfolgen in einer Dosierung von 75-250 mg. Dieses Präparat sollte jedoch immer in einem 2-4-stündigen Abstand zur Einnahme anderer Medikamente eingenommen werden (gleichgültig ob vorher oder nachher), da andernfalls die anderen Medikamente zu schnell die Darmpassage durchlaufen und nicht vollständig absorbiert werden.

Blutzucker senken mit Nahrungsmitteln

Es gibt eine Studie, die belegt, dass Obst und Gemüse einen günstigen Effekt auf den Blutzucker bei Diabetes Typ 2 haben. Untersucht wurden dabei 65 verschiedene Obst- und Gemüsesorten. Es kam zu einer signifikanten Verbesserung der Glukosehomöostase (bezeichnet die Aufrechterhaltung des Blutzuckerspiegels im Blut durch den Körper mithilfe interner Regelungsprozesse) bis hin zu einer Normalisierung des Blutzuckers und das innerhalb von nur 12 Tagen! Es zeigten sich nicht nur antidiabetische Effekte, sondern es kam auch zu einer Normalisierung der Blutfette. Besonders positiv zeichneten sich Bohnensprossen, Möhren, Kürbis, Äpfel, Papaya und Guave aus.

Äpfel senken auch die Blutfettwerte

Äpfel enthalten Pektin, welches die Aufnahme von Zucker in das Blut verzögert. Es schützt außerdem den Darm und die Blutgefäße. Andere Inhaltsstoffe des Apfels sind Vitamine (C und B) sowie Flavone, Carotin, Kalium, Calcium, Phosphor, Eisen und Natrium. Die wertvollen Inhaltsstoffe liegen direkt unter der Schale, daher sollten bevorzugt Bio-Äpfel eingekauft werden, die getrost mit Schale gegessen werden können. Günstig ist die Kombination Äpfel mit Zimt zu konsumieren, denn Zimt senkt nicht nur den Blutzuckerspiegel, sondern wirkt sich günstig auf die Blutfette aus.

Avocado steigert die Insulinempfindlichkeit und senkt die Insulinresistenz

Avocado eignen sich hervorragend für grüne Smoothies. Die ganze Frucht kann verwendet werden und der Smoothie bekommt eine cremige Konsistenz.

Die Frucht, die niemals am Baum reift, enthält einen hohen Anteil an doppelt ungesättigten Fettsäuren, die Vitamine A, B, C und E sowie Mineralstoffe wie Kalium, Calcium, Kupfer, Eisen und Phosphor. Sie enthält Lutein für eine gute Sehkraft und sie steigert die Insulinempfindlichkeit bei gleichzeitiger Senkung der Insulinresistenz.

Bananen – Bitte nicht vollreif

Bananen enthalten viele verschiedene Vitamine und Mineralstoffe. Der Diabetiker sollte darauf achten, dass die Bananen nicht vollreif sind, denn dann enthalten sie zu viel Zucker. Wenn sie nicht vollreif sind, enthalten sie mehr Stärke und diese Stärke vermag den Blutzuckeranstieg und die Insulinausschüttung zu senken.

Feigen verhindern hohe Blutzuckerwerte

Der Nopal-Feigenkaktus verfügt über blutzuckersenkende und antihyperglykämische (= Verhinderung der Entstehung hoher Blutzuckerwerte) Eigenschaften. Entscheidend ist der Verzehr des gesamten Blattes, denn es enthält viele Ballaststoffe und weist einen hohen Pektingehalt auf.

Grapefruitsamenextrakt glänzt mit Antioxidantien

Grapefruitsamen haben in zahlreichen Studien ihre blutzuckersenkenden Eigenschaften unter Beweis gestellt. Außerdem enthalten sie viele Antioxidantien. Es ist lohnenswert häufig Grapefruits und Pomelo zu verzehren.

Guave senkt den Blutzucker

Die Früchte des Guaven-Baumes, beheimatet in den Tropen, enthalten große Mengen an Vitaminen wie B1, B2, B6, C, außerdem enthält sie Carotin und Zucker wie Glukose, Fruktose und Sukrose. Trotz ihres Zuckergehaltes hat sie eine blutzuckersenkende Wirkung. Unreife Schalen der Frucht haben einen hohen Anteil an Magnesium und wirken blutzuckersenkend. Reife Schalen hingegen haben einen geringeren Gehalt an Magnesium und führen zu einem leichten Anstieg des Blutzuckergehaltes. Auch die Blätter der Guave senken den Blutzucker.

Kirschen regen zur Insulinproduktion an

Kirschen enthalten viele Antioxidantien und sind reich an Ballaststoffen. Sie reinigen den Darm und haben wenige Kalorien. Kirschen regen zur Insulinproduktion im Körper an, daher verringern sie das Risiko, an Diabetes zu erkranken.

Kaum Blutzuckeranstieg durch Hülsenfrüchte

Hülsenfrüchte richtig verarbeitet verursachen keine Blähungen und sie helfen Gewicht zu verlieren. Sie enthalten wertvolle Proteine (wichtig bei einer fleischfreien Ernährung) und haben einen hohen Gehalt an Ballaststoffen, Vitaminen und Mineralstoffen.

Sie sind ein wirksamer Schutz gegen Herz Kreislauf-Erkrankungen, schützen vor einigen Krebserkrankungen und sind wirksam bei Diabetes. Sie haben eine geringe blutzuckersteigernde Wirkung im Vergleich zu Lebensmitteln mit einem hohen Kohlenhydratanteil. Der Blutzuckeranstieg ist so gering, dass Hülsenfrüchte nicht nach BE berechnet werden müssen. Ihr Kaloriengehalt liegt deutlich niedriger als in den meisten Nährwerttabellen angegeben ist.

Sie eignen sich nicht nur für den Eintopf, sondern sie können als Gemüse gegessen werden und püriert mit frischen Kräutern und Gewürzen geben sie einen leckeren Brotaufstrich ab.

Süßkartoffeln stabilisieren den Blutzuckerspiegel

Süßkartoffeln senken den Blutzucker und enthalten u. a. Beta-Carotin und Ballaststoffe. Sie steigern die Insulinempfindlichkeit und stabilisieren somit den Blutzuckerspiegel.

Walnüsse fördern das Herz und senken den Zucker

Nüsse haben einen hohen Anteil an Fett, aber es handelt sich um „gesunde", cholesterinfreie Fette, und wenn man die täglich konsumierte Menge auf eine Handvoll beschränkt, kann man dennoch abnehmen. Nüsse zeichnen sich aus durch einen hohen Gehalt an Mineralstoffen sowie Vitaminen und sie senken den Blutzucker, besonders Walnüsse. Außerdem fördern sie ein gesundes Herz-Kreislauf-System. Sie sollten naturbelassen konsumiert werden, also ohne Ummantelungen, Röstung, Salz oder sonstiger Würzmischung. Sie eignen sich auch hervorragend als Zugabe in Salaten – wie auch andere Ölsaaten.

Ingwer erhöht die Insulinsensitivität

Ingwer hat eine entzündungshemmende Wirkung, stärkt das Immunsystem und senkt auch den Blutzucker. Die Wurzel enthält Gingerol, welches zu einer Steigerung der Insulinsensitivität führt. Verwendet wird die Wurzel, die als Gewürz in Speisen verwendet werden kann (am besten frisch gerieben) oder als Tee aufgegossen werden kann.

Brennnesseltee regt die Insulinbildung an

Ein Tee aus dieser Pflanze regt die Insulinbildung an und verzögert den Anstieg des Blutzuckers nach einer Mahlzeit.

Weitere Nahrungsmittel mit positiver Wirkung

Weitere empfehlenswerte Nahrungsmittel sind Knoblauch, Seetang (als Salat) und Weinblätter. Auch Ginseng zeichnet sich durch seine sekundären Pflanzenstoffe aus, den Blutzucker zu senken. Die wirksamen Substanzen kommen in den Wurzeln, Blättern und Beeren vor. Es kann auf Ginseng-Präparate zurückgegriffen werden.

Grüner Tee senkt das Diabetes Risiko

Tee ist säurebildend – wie Kaffee auch – und sollte deshalb eher nicht empfohlen werden. Dennoch senkt Tee den Blutzucker, allen Sorten voran, hat sich grüner Tee ausgezeichnet. Regelmäßiger und höherer Konsum an grünen Tee senkt auch das Risiko, an Diabetes zu erkranken. Grüner Tee weist auch einen hohen Anteil an Antioxidantien auf.

Mineralstoffe – Wichtige Helfer bei der Heilung

Bei den Mineralstoffen unterscheidet man solche, die der Körper in größeren Mengen benötigt und solche, die in kleineren Mengen bereits ausreichend sind (Spurenelemente).

Durch Auslaugung der Böden, industrieller Verarbeitung und durch die Art der Zubereitung der Speisen, gehen sehr viele Mineralstoffe verloren. Beispielsweise durch das Mahlen von Weizen kommt es zu einem Verlust von 60-90 % an den wichtigen Mineralstoffen wie Mangan, Chrom, Magnesium, Natrium, Kalium, Eisen, Zink, Phosphor, Kupfer, Calcium und Molybdän. Eine Ernährungsweise, die zusätzlich sehr säurelastig (Fleisch, Milch, Milchprodukte, Limonade, Zucker usw.) ist, entzieht dem Körper zur Neutralisierung Mineralstoffe, die er dringend zur einwandfreien Funktionalität benötigt. So baut sich über die Jahre hinweg ein großes Defizit auf.

Nahezu jeder Drogeriemarkt hat eine Reihe an Nahrungsergänzungsmittel im Sortiment, darunter eine Vielzahl an Mineralstoffen. Sinnvoll ist die Einnahme dieser Präparate jedoch nur bedingt. Es gilt den Mineralstoff in der Form einzunehmen, wie er am besten vom Körper aufgenommen werden kann. In pflanzlicher Form (Obst oder Gemüse) sind alle Mineralstoffe optimal verwertbar. Probleme gibt es, wenn man die Mineralstoffe isoliert und als Nahrungsergänzung anbietet – entscheidend für die Verwertbarkeit ist das natürliche Gefüge in der Pflanze, also alle anderen Pflanzeninhaltsstoffe. Gleiches gilt auch für Vitamine.

Man sagt dem Obst und Gemüse nach, dass es nicht mehr so viele Mineralstoffe und Vitamine enthält. Das ist generell richtig. Bei Äpfeln beispielsweise wurden die Polyphenole herausgezüchtet, dadurch schmecken die Äpfel weniger sauer.

Der Nachteil ist jedoch, die Polyphenole blockieren Allergene und die Anzahl an Allergien gegenüber Äpfeln sind wesentlich häufiger geworden. Auch kernlose Weintrauben enthalten weniger Vitamine als Weintrauben, die Kerne enthalten. Dennoch kann der Organismus mit einer abwechslungsreichen, aus verschiedenen Regionen stammenden und basischen Ernährung mit den wichtigsten Mineralstoffen weitestgehend ausreichend ausgestattet werden - ein Vorteil der Monokulturen. Produkte aus dem ökologischen Anbau sind in der Qualität erheblich besser.

Wenn Mineralstoffe als Nahrungsergänzung aufgenommen werden, was für Diabetiker sinnvoll ist, um ihren Mangel an Mineralstoffen auszugleichen, sollte man Präparate kaufen, die natürlicher Herkunft sind. Die meisten Präparate, die man u. a. in Apotheken kaufen kann, sind synthetischer Herkunft. Der Nachteil dieser Präparate ist einmal die schlechte Bioverfügbarkeit und zum anderen führen synthetische Präparate oftmals zu Magenverstimmungen.

Generell liefern Superfoods viele Mineralstoffe (Spirulina Algen, Meeresalgen, Chlorella, Gerstengras, Weizengras, etc.), aber auch natürliche Produkte wie Heilpilze, Nopal (heilender Kaktus), Maca-Knolle und die Sango Meereskoralle.

Wenn Sie ganz sicher gehen wollen, können sie bei ihrem Hausarzt Ihren Mineralienhaushalt im Blut überprüfen lassen. So wissen Sie ganz sicher wo ein Bedarf besteht, was für einen Diabetiker sehr sinnvoll ist.

Chrom – Unverzichtbar für Diabetiker

Chrom ist für den Diabetiker eines der wichtigsten Mineralstoffe. Dieses Mineral stabilisiert den Blutzucker. Es verhindert Blutzuckerspitzen nach einer Mahlzeit und hilft sogar stabilisierend bei einer Unterzuckerung.

Es steigert die Insulinfreisetzung. Dies begünstigt die Fettverbrennung. Außerdem hat Chrom einen dämpfenden Einfluss auf den Heißhunger auf Süßigkeiten und wirkt sich positiv auf die Schilddrüsenhormone aus. Es vermag das inaktive Schilddrüsenhormon in die aktive Form (T3) zu überführen. Dies steigert die Fettverbrennung und hat einen Anteil an der Reduktion der Fettleibigkeit. Chrom beeinflusst in günstiger Weise die Blutfette. Diese Wirkungen entfalten sich, wenn zuvor ein Mangel an Chrom bestand. Bei einer gesättigten Ausgangslage können die beschriebenen Wirkungen nicht erwartet werden.

Wenn ein Mangel an Chrom nachgewiesen wurde oder vermutet wird, kann ein Ausgleich mit einem Nahrungsergänzungsmittel erfolgen. Die wirksamste Form des Chroms, welche der Körper direkt verwerten kann, ist Chrom-Polynicotinat, nicht zu verwechseln mit Chrom-Picolinat. Bei Chrom-Polynicotinat ist Chrom an Vitamin B3 gebunden. Bei einigen Präparaten findet man auf dem Etikett die Bezeichnung Chromium GTF (= Glukosetoleranzfaktor).

Die Dosierung sollte 1-3-mal täglich 100-200 µg betragen. Dosierungen über 1.000 µg sollten unterbleiben, da andernfalls die Nieren zu stark belastet werden und andere Mineralstoffe an die gleichen Rezeptoren binden und daher zu gering aufgenommen werden. Chrom wird allgemein gut vertragen, in Einzelfällen kann es jedoch zu Schwindel, Appetitverlust, Müdigkeit oder gehäuften unerklärlichen Blutergüssen kommen. Daher ist vor Einnahme der Rat eines Arztes unter Umständen sinnvoll.

Bestimmte Medikamente können die Aufnahme von Chrom erhöhen. Dazu gehören die Medikamente Aspirin / Acetylsalicylsäure, Ibuprofen und Naproxen.

Chrom kann bei gleichzeitiger Einnahme von blutzuckersenkenden Medikamenten zu einer Unterzuckerung führen, daher sollte der Blutzucker engmaschig überwacht werden und ggf. die Dosierung der blutzuckersenkenden Medikamente reduziert werden.

Magnesium steigert die Wirkung von Insulin

Viele Menschen weisen einen Mangel an Magnesium auf. Magnesium ist ein Mineralstoff mit vielfältigen Funktionen. Ein Mangel entsteht vor allem durch die industrielle Verarbeitung der Lebensmittel und aufgrund des Mangels der Böden an Magnesium. Eine natürliche Versorgung kann am ehesten erzielt werden durch den häufigen Konsum von Nüssen, nicht raffiniertes Getreide und grünem Gemüse.

Einige Medikamente entziehen dem Körper Magnesium, so beispielsweise Steroide (Östrogene, Cortison), Diuretika, Blutdrucktabletten und einige Diabetes-Medikamente (solche mit einem Gehalt an Sulfonamiden). Magnesiummangel trägt zur Entstehung von Diabetes bei.

Magnesium stärkt die Herzfunktion, stabilisiert einen normalen Herzrhythmus und verbessert die Kontraktionsfähigkeit des Herzens. Es hilft die Arterien elastisch zu halten und reguliert die Blutfettwerte. Ein Einsatz von Magnesium ist allgemein bekannt bei Muskelkrämpfen im Bein und generell bei Muskelspasmen. Es hilft Angstzustände zu lösen und zu entspannen, es lindert Depressionen und Schmerzen.

Beim Diabetiker ist es sinnvoll einzusetzen, da es neben der Bekämpfung des Metabolischen Syndroms die Wirkung von Insulin steigert. Magnesium reguliert den Blutzuckerspiegel.

Ein Mangel an Magnesium macht sich bemerkbar durch Schlafstörungen (Ein- und Durchschlafstörungen), Übererregbarkeit, Angstzustände, niedrigen Blutdruck, unregelmäßiger Herzschlag, Muskelspasmen, Restless-Legs-Syndrom und ein schlechtes Nagelwachstum.

Eine Ergänzung ist empfehlenswert in einer Dosierung von 1-2-mal täglich mit 100-200 mg. Es sollte eine höhere als die empfohlene Dosierung vermieden werden, es sei denn, der Arzt unterstützt dies im konkreten Fall. Höhere Dosierungen können gerade bei Diabetikern, die häufig Leber- und Nierenprobleme haben, toxisch wirken. In zu hoher Dosierung verursacht Magnesium Übelkeit, Durchfall, Appetitverlust, Benommenheit und Schwäche sowie einen niedrigen Blutdruck und einen abnormen Herzschlag. Die besten Magnesium-Präparate enthalten den Mineralstoff in chelierter oder glycinierter Form. Ideal ist es, wenn das Magnesium an eine Aminosäure gebunden vorliegt (Aspartat, Malat oder Glycinat), weniger günstig ist es, wenn das Magnesium an Citrat gebunden vorliegt, dann wirkt es leicht abführend. Daher kann anstelle eines Magnesium-Präparates auf grüne Superfoods zurückgegriffen werden. Hierzu zählen alle grünen essbaren Pflanzen, Wildpflanzen, Kräuter und Gemüse, grüne Sprossen, Saft aus Weizengras (oder Gras aus anderen Getreidearten), besonders aber Meeresgemüse (Algen: Arame, Hijiki, Nori, Dulse, Salat des Meeres, etc.) und Mikroalgen wie Spirulina und Chlorella. Gerade Meerespflanzen sind von ausgelaugten Ackerböden nicht betroffen. Meerespflanzen beziehen ihre Mineralien aus dem Wasser und enthalten sie in einer Form, die der Körper direkt verwerten kann.

Eisenmangel unbedingt vermeiden

Eisen kommt häufig in der Natur vor. Im menschlichen Körper hat es seine größte Bedeutung erlangt durch die maßgebliche Beteiligung beim Sauerstofftransport in jede einzelne Körperzelle. Rund zwei Drittel des gesamten Eisengehaltes im menschlichen Körper befindet sich in den roten Blutkörperchen im Hämoglobin, ein Protein, welches den Sauerstoff an sich bindet und in den Körperzellen abgibt. Der übrige Eisenanteil ist an vielfältigen enzymatischen Reaktionen im Körper beteiligt.

Der Körper ist generell in der Lage Eisen zu speichern. Die Speicherfähigkeit hängt jedoch wesentlich von der Darmgesundheit ab. Bei einer geringen Speicherfähigkeit im Körper kommt es zur Blutarmut. Körperzellen sterben mangels Sauerstoff ab. Symptomatisch stellt sich ein schwaches Immunsystem ein, Schwäche und Müdigkeit.

Es kann durch die Einnahme verschiedener Medikamente zu einem Eisenmangel kommen. Dies sind Säureblocker (wirksam gegen Sodbrennen und Reflux), Acetylsalicylsäure / Aspirin, Diuretika, entzündungshemmende Medikamente (Ibuprofen, Naproxen, etc.), viele Antibiotika und einige Diabetes Medikamente (vor allem Sulfonylharnstoffe).

Ein Eisenmangel ist für den Diabetiker deshalb ungünstig, da Eisen auch zur Umwandlung des inaktiven Schilddrüsenhormons T4 in die aktive Form T3 benötigt wird, zusammen mit Zink und Selen. Es kann zu einer Unterfunktion der Schilddrüse kommen. Eine Schilddrüsenunterfunktion birgt bei gesunden Menschen ein erhöhtes Risiko, an Diabetes zu erkranken. Der Stoffwechsel wird verlangsamt, Zucker und Fett gelangen nicht mehr in die Körperzellen, die aus diesen Stoffen Energie gewinnen.

Symptome, die auf einen Eisenmangel hinweisen, sind verminderte Konzentrationsfähigkeit, Depression, Brüchigkeit der Fingernägel, stark pochendes Herz nach geringfügiger Belastung. Die genannten Symptome sind nicht gerade typisch für einen Eisenmangel, denn sie treten bei anderen Erkrankungen und bei anderen Mineralstoffdefiziten ebenso auf. Aussagekräftig, ob die Eisenspeicher im Körper gut gefüllt sind, ist der Serum-Ferritin-Bluttest. Bei einem niedrigen Wert sollte Eisen ergänzt werden.

Wird durch eine laborchemische Untersuchung ein Eisenmangel nachgewiesen, so sollte Eisen ergänzt werden. Es ist sinnvoller eine Ergänzung von Eisen über schwarze Melasse oder Superfoods, namentlich Spirulina Algen, zuzuführen, als auf Eisen-Präparate zu setzen. Eisen aus der Nahrung ist weit weniger belastend für den Magen als Ergänzungs-Präparate. Spirulina Algen enthalten 2.000-mal mehr Eisen als Spinat. Eine leicht verdauliche Form von Eisen verhindert Magenkrämpfe und Verstopfung. Gute Ergänzungspräparate enthalten Eisen als Glycinat oder als Polysaccharid-Komplex. Nicht empfehlenswert sind Eisensulfat-Präparate, sie rauben dem Körper Vitamin E. Wer sich dennoch für ein Eisensulfat-Präparat entscheidet, sollte daher Vitamin E (aus einer natürlichen Quelle stammend) zusätzlich einnehmen.

Als Dosierung sollte zu jeder Mahlzeit 150 mg substituiert werden. Bei einem ausgeprägten Eisenmangel kann es dennoch 2-3 Monate dauern, bis die Speicher wieder aufgefüllt sind und sich Symptome zurückbilden. Die Einnahme von Eisen führt zu einer Grünfärbung des Stuhls.

Ein Mangel an Vanadium kann Diabetes auslösen

Vanadium ist ein Spurenelement. Es gilt als gesichert, dass ein Mangel an Vanadium Diabetes auslösen kann, indem es die Insulinempfindlichkeit der Körperzellen herabsetzt. Vanadium beeinflusst auch die Blutfettwerte und ein Mangel kann zu einer Arteriosklerose führen.

Ein Mangel an Vanadium ist eher unwahrscheinlich, kann aber in Einzelfällen vorliegen. Bei einem nachgewiesenen Mangel sollte Vanadium substituiert werden, dann wird der Insulinbedarf sowohl bei Typ 1 als auch bei Typ 2 Diabetikern sinken. Falls kein Mangel an Vanadium besteht, wird die Einnahme kaum nützen, es könnte sogar im Gegenteil die Nieren schädigen.

Vanadium ist in vielen Lebensmitteln enthalten so z. B. in Vollkornprodukten, Samen, Pilzen, grünem Gemüse, Olivenöl, Bohnen und Möhren. Über die Nahrung nimmt man normalerweise zwischen 20-60 µg Vanadium auf.

Als Nahrungsergänzungsmittel sollte Vanadium nicht isoliert aufgenommen werden, denn bereits 100 µg können das Gleichgewicht im Stoffwechsel empfindlich stören, außer es besteht ein so großer Mangel, dass dringend eingegriffen werden muss. Weitere Mineralstoffe wie Chrom, Magnesium, Mangan und Zink unterstützen die Funktion von Vanadium in günstiger Weise.

Antioxidantien bieten Schutz

Der gestörte Stoffwechsel bei Diabetes ist die Ursache für die Bildung großer Mengen an schädlichen Sauerstoffverbindungen (freie Radikale). Zum großen Teil sind sie die Hauptverursacher der Spätfolgen beim Diabetes, darüber hinaus können sie chronische Erkrankungen aller Art auslösen.

Die freien Radikale können durch Antioxidantien unschädlich gemacht werden. Wer sich also bevorzugt von Lebensmitteln ernährt, welche reichlich Antioxidantien enthalten, kann sich sehr gut gegen Krankheiten wappnen.

In einer Studie aus dem Jahr 2017 des „Institut national de la santé et de la recherche médicale", eine Forschungs- und Entwicklungseinrichtung unter der Verantwortung des französischen Gesundheitsministeriums, fand man heraus, dass bei einem Mangel an Antioxidantien eine Diabetes Erkrankung ausgelöst werden kann. In dieser Studie wurde deutlich, dass Menschen, die reichlich Antioxidantien durch Gemüse und Obst aufnehmen, seltener an Diabetes erkranken.

Veröffentlicht wurde die Studie im November 2017 im Fachmagazin Diabetologia, einem Journal der European Association for the Study of Diabetes (EASD, Europäische Vereinigung zur Erforschung des Diabetes).

Zu den Antioxidantien, die wirksam gegen Diabetes eingesetzt werden können, gehören hauptsächlich Vitamine, Mineralstoffe aber auch einige andere Substanzen. Auch hier gilt: Ihr Hausarzt kann im Blut feststellen, wo ein Mangel besteht, der dann ausgeglichen werden kann.

Vitamin C schützt die Bauchspeicheldrüse

Dieses Vitamin sollte man täglich mit der Nahrung aufnehmen. Es ist an zahlreichen Stoffwechselprozessen beteiligt und schützt die Körperzellen, auch die der Bauchspeicheldrüse, vor den aggressiven Schäden durch freie Radikale. Es wirkt regulierend auf den Blutzuckerspiegel. Ein Zuviel an Vitamin C ist unbedenklich und wird einfach vom Körper wieder ausgeschieden.

Vitamin C repariert Vitamin E, ein weiteres Antioxidans, wenn es Kontakt zu einem freien Radikal hatte, und sorgt so für seine weitere Funktionsfähigkeit. Obgleich Vitamin C in nahezu allen Obst- und Gemüsesorten vorkommt, ist die Versorgung mit diesem Vitamin seit Jahrzehnten nicht gedeckt. Die Ursache liegt in Züchtungen, unreifen Ernten, lange Transportwege und Lagerung sowie Verluste durch Kochen und Garen. Der genannte Bedarfswert von der DGE ist maßlos untertrieben und unrealistisch, wobei der genaue Bedarf nicht bekannt ist und je nach individueller Lebenssituation auch schwankt. Der Urmensch nahm 4-5 g täglich zu sich, jede Stresssituation verbraucht 300 mg in weniger als einer halben Stunde und jede gerauchte Zigarette verbraucht 30 mg Vitamin C.

Eines ist klar, ein Diabetiker benötigt weit mehr Vitamin C als ein gesunder Mensch. Dauerhaft erhöhte Blutzuckerwerte verursachen im Körper eine Verbindung zwischen bestimmten Proteinen und Zuckermolekülen. Diese Verbindung schränkt das Protein in seiner Funktionalität ein. Vitamin C kann in hoher Dosierung eingenommen diesen Prozess deutlich reduzieren.

Schließlich ist Vitamin C bedeutsam für die Wundheilung, die beim Diabetiker gestört ist. Auch hier kommt es zu einer deutlichen Verbesserung. Vitamin C hält die Arterien elastisch und verhindert die Plaques Bildung in den Blutgefäßen, die zum Herzinfarkt bzw. Schlaganfall führen können.

Als Dosierung ist empfehlenswert mindestens 2-mal täglich 250 mg einzunehmen, besser noch öfter. Vitamin C ist ein wasserlösliches Vitamin, daher ist eine Überdosierung nicht möglich, gegenteilige Behauptungen mit schädlicher Wirkung auf die Gesundheit, konnten nicht bestätigt werden und gelten als obsolet.

Wie bei allem gilt auch für das Vitamin C, die Qualität des Produktes ist entscheidend. Synthetisches Vitamin C oder Vitamin C isoliert (= Ascorbinsäure) aus dem Discounter, Drogeriemarkt oder aus der Apotheke kann man getrost in den Mülleimer werfen oder besser das Geld für einen guten Zweck spenden. Dieses Vitamin C kann unter Umständen Schäden anrichten. Aus vielen Untersuchungen ging immer wieder deutlich hervor, dass natürliches Vitamin C im Verbund mit seinen sekundären Pflanzenstoffen wie den Bioflavonoiden u. a. erst seine volle Wirksamkeit entfaltet. Natürliche Quellen mit einem hohen Gehalt an Vitamin C ist Sanddorn oder die Acerola-Kirsche aber auch Zitrusfrüchte, Kiwi, Johannisbeeren und Paprika enthalten ausreichend Vitamin C.

Ein Mangel an Vitamin D vermeiden

Eines der fettlöslichen Vitamine ist das Vitamin D. Dieses Vitamin, welches in seiner aktiven Form ein Hormon ist, steht in enger Verbindung mit der Diabetes-Erkrankung. Typ 2 Diabetiker weisen in den meisten Fällen viel zu niedrige Vitamin D Werte auf. Es ist wichtig für den Erhalt gesunder Knochen, für ein gesundes Immunsystem und es schützt Nervenfasern. Vitamin D wirkt antioxidativ. Zahlreiche Studien konnten belegen, dass Vitamin D in der Lage ist, den Blutzucker zu senken.

Im Jahr 2004 gab es eine Studie, die im „American Journal of Clinical Nutrition" veröffentlicht wurde.

Diese Studie zeigte, dass Vitamin D3 die Insulinempfindlichkeit um 60 % senkt. Metformin hingegen, ein gängiges orales Medikament bei Diabetes wirkt auf 2 Ebenen. Es verlangsamt die Insulinresistenz und es reduziert die Glukose-Freisetzung aus der Leber. Dennoch vermag es den Blutzucker lediglich um 13 % zu senken. Damit ist Vitamin D3 deutlich wirksamer.

Der Mangel an Vitamin D ist weitreichend. Er trägt zu verschiedenen schwerwiegenden Erkrankungen bei wie Osteoporose, Depressionen, Rheumaerkrankungen, Hörverlust und spielt eine Rolle bei verschiedenen Krebserkrankungen wie z. B. bei Darm-, Prostata- und Brustkrebs. Bauchspeicheldrüsenkrebs ist schwer zu diagnostizieren, meist fällt die Diagnose erst im Endstadium. Eine ausreichende Versorgung mit Vitamin D kann das Risiko an Bauchspeicheldrüsenkrebs um 50 % senken.

Zwar ist der menschliche Körper in der Lage dieses Vitamin unter Sonneneinstrahlung (UV-B-Strahlung) selbst zu bilden, allerdings müssen große Flächen des Körpers der Lichteinstrahlung ausgesetzt sein. Sonnenschutzmittel unterdrücken die Bildung des wichtigen Vitamins, welches viele Erkrankungen wirksam vorbeugen kann. Duschen oder Baden direkt nach dem Sonnenbad spült das zunächst an der Hautoberfläche gebildete Vitamin weg, folglich kann es nicht in tiefere Hautschichten eindringen und vom Körper verwertet werden. Sonnenbäder sind in den meisten Regionen nicht ganzjährig möglich und durch die Ernährung lässt sich der tägliche Bedarf auch nicht decken, denn enthalten ist Vitamin D in fetten Fischen, im Dorsch-Lebertran und in geringen Mengen in Milch und Milchprodukten sowie im Eigelb. Erschwerend kommt noch hinzu, je älter ein Mensch ist, desto weniger wird von dem Sonnenvitamin in den Nieren in die aktive Form (als Hormon) umgewandelt.

Bei den Nahrungsergänzungsmitteln empfiehlt sich die Einnahme in Form von Vitamin D3. In dieser Form ist das Vitamin am besten bioverfügbar. Bei Diabetes hat sich eine Dosierung von 4.000-5.000 IE für 14 Tage bewährt, sodann eine Absenkung auf 2.000 IE für weitere 2-4 Wochen oder sogar dauerhaft. Die meisten Ärzte werden diese Dosierung für zu hoch halten, sie orientieren sich nach den Empfehlungen der Deutschen Gesellschaft für Ernährung (DGE), die 200-400 IE für ausreichend erachten. Als fettlösliches Vitamin kann es bei einer Überdosierung nicht mit dem Urin ausgeschieden werden, es bestehen daher Bedenken, Schäden durch eine etwaige Überdosierung zu erleiden.

Wenn beim Arzt eine Testung auf einen etwaigen Vitamin D Mangel erfolgt, so wird man sich aufgrund der rückständigen Forschung in Deutschland an niedrige Normwerte halten. Davon sollte man sich nicht beeindrucken lassen, die vorgeschlagene Dosierung führt zu keiner Überdosierung. Darüber hinaus sollte man wissen, dass eine Menge Medikamente dem Körper Vitamin D entziehen, darunter Säureblocker, Magenschutztabletten, Statine, Abführmittel, Steroide (Prednison, Dexamethason, Hydrocortison), um nur einige zu nennen.

Im Ausland ist die Forschung deutlich weiter und man scheut sich nicht für einen befristeten Zeitraum Vitamin D in einer Dosierung von 50.000 IE zu verabreichen und die Probanden tragen keinerlei Schaden davon. Menschen mit einer eingeschränkten Leber- oder Nierenfunktion sollten sich ärztlicherseits absichern, ob zumindest die Dosierung nach der DGE für sie geeignet ist.

Bei einer Substituierung sollte neben der wirksameren Form Vitamin D3 (Cholecalciferol) anstelle von Vitamin D2 (Ergocalciferol) auch auf eine ausreichende Zuführung von Magnesium geachtet werden, denn für die Umwandlung in seine aktive Form als 25-Hydroxyvitamin wird Magnesium verbraucht.

Wird Magnesium nicht zugeführt, greift der Stoffwechsel auf die Körpervorräte zurück und es kann zu unangenehmen Nebenwirkungen kommen wie Zappeligkeit, Angstzustände, Muskelkrämpfe, Herzrasen, Schlafstörungen, Kopfschmerzen oder Verstopfung.

Vitamin E sorgt für optimale Blutverhältnisse

Vitamin E schützt die Zellmembran und die Fettsäuren vor freien Radikalen. Seine antioxidative Wirkung macht man sich bei Anti-Aging-Produkten zur Hautpflege zunutze. Für Diabetiker ist zudem die geringere Verklumpungstendenz der Blutplättchen relevant.

Im Blutplasma sorgt ein hoher Spiegel an Vitamin E für einen höheren Spiegel an Vitamin C und umgekehrt. Vitamin E ist ein fettlösliches Vitamin bestehend aus 8 verschiedenen Formen, jeweils 4 Tocopherole und Toctrienole. Für Vitamin E gilt ähnliches wie für Vitamin C: In seiner natürlichen Form, die alle 8 Unterformen enthält, ist es am wirksamsten. Die meisten Nahrungsergänzungsmittel enthalten nur die aktivste Form des Vitamins, das Alpha-Tocopherol. Wenig wirksam sind Vitamin E Formen, die synthetisch hergestellt wurden. Sie sind im Handel gekennzeichnet mit der Aufschrift „dL-Alpha-Tocopherol". Bevor man zu diesem Produkt greift, sollte man eines wählen mit der Aufschrift „d-Alpha-Tocopherol".

Natürlicherweise kommt Vitamin E in Ölen, in Getreidekeimen (Weizenkeimöl) vor, wie auch in Nüssen, Blattgemüse und Samen.

Eine tägliche Dosierung von 400 IE in natürlicher Form ist zum Schutz ausreichend.

Zink und Selen – Schutz vor freien Radikalen

Die Spurenelemente Selen und Zink schützen den Organismus vor den Schäden durch freie Radikale.

Die antioxidative Wirkung von Zink ist bekannt im Zusammenhang mit den männlichen Geschlechtsorganen, es schützt die Prostata. Aber Zink wird auch für die Bildung von Kollagen benötigt, spielt also bei der Wundheilung eine wichtige Rolle, gleich welcher Herkunft die Wunde stammt (Operation, Verbrennung, Geschwür, etc.). Zink kann ebenso wie Selen die Freisetzung von Schilddrüsenhormonen bewirken. Infolge wird die Fettverbrennung gesteigert und die Energiereserven in den Körperzellen werden aufgefüllt. Natürliches Zink kommt in Sonnenblumenkernen, Bierhefe, Hülsenfrüchten, Sojaprodukten, Fisch und Krustentieren, Rindfleisch, Kürbiskerne, grünem Gemüse und in Getreide vor.

Bei der Aufnahme im Darm konkurriert Zink mit anderen Mineralstoffen wie z. B. Calcium, Kupfer und Eisen. Bei einer hohen Aufnahme von Zink kann es zu einer Unterversorgung mit den anderen Mineralstoffen kommen. Wenn Zink als Nahrungsergänzungsmittel eingenommen wird, empfiehlt es sich, einen zeitlichen Abstand zu den Mahlzeiten einzuhalten, so können alle Mineralstoffe aufgenommen werden. Eine Einnahme nach dem Essen ist günstig, so vermeidet man Symptome wie Übelkeit und Erbrechen.

Folgende Symptome können sich einstellen, wenn zu viel Zink aufgenommen wurde: Magenverstimmung, Durchfall, Krämpfe und ein metallischer Geschmack. Medikamente wie Säureblocker, Blutdrucksenker (insbesondere ACE-Hemmer), Statine und Diuretika rauben dem Körper Zinkvorräte.

Der tägliche Bedarf bei Diabetes beträgt ca. 10-20 mg. Eine höhere Dosierung als 30 mg sollte nicht eingenommen werden, da Zink in Balance mit Kupfer steht.

Bei einer höheren Einnahme kommt es zu einem relativen Kupferdefizit.

Selen an sich ist ein gut wirksames Antioxidans. Noch besser wirkt es jedoch, wenn Vitamin E zugegen ist. Durch verschiedene Studien konnte nachgewiesen werden, eine Nahrungsergänzung mit 200 µg Selen täglich vermag das Erkrankungsrisiko verschiedener Krebsarten deutlich senken. Menschen mit einer Schilddrüsenunterfunktion profitieren ebenfalls von Selen, denn es fördert die Freisetzung von Schilddrüsenhormonen. Gefördert wird außerdem die Freisetzung von Glutathion, ein ausgesprochen starker Fänger freier Radikale.

Natürliche Quellen für Selen sind Fisch, Fleisch, Weizenvollkornprodukte, Leber, Sojabohnen, Nüsse, vor allem Paranüsse, Reis, Hafer und Eigelb. Die Böden in Deutschland sind extrem arm an Selen, so ist die Versorgung mit diesem Spurenelement über die Ernährung meist nicht gewährleistet.

Eine Substitution sollte mit einem Präparat erfolgen, welches Selen als Selenocystein oder als Selenomethionin enthält.

Einige Medikamente entziehen dem Körper Selen, darunter Steroide, Antibabypille, östrogenhaltige Medikamente (z. B. als Hormonersatztherapie), Sulfa-Antibiotika und andere Sulfa-Medikamente wie etwa Sulfonylharnstoffe.

Bezüglich der Dosierung findet man in der Literatur eine breite Streuung. Den allgemeinen Richtwert sucht man vergebens. Chronisch erkrankte Personen benötigen jedenfalls mehr Selen als Gesunde. Bei Diabetes empfiehlt sich eine tägliche Einnahme von 50-200 µg. Eine Dosis von mehr als 500 µg sollte täglich keinesfalls eingenommen werden, denn dann kehrt sich der Nutzen in Schaden um, Selen wirkt dann toxisch.

Erste Anzeichen können sein: Herzklopfen, Haarausfall, Magen-Darm-Verstimmung, weiße Flecken auf den Fingernägeln, Müdigkeit und ein Atem, der nach Knoblauch riecht.

Astaxanthin – Ein Allroundtalent

Astaxanthin ist ein natürlich gewonnenes Antioxidans aus der Mikroalge Haematococcus Pluvialis. Astaxanthin kann aber auch aus gentechnisch veränderten Pilzen oder aus Erdöl gewonnen werden, dieses Astaxanthin ist relativ wertlos und sollte keinesfalls gekauft werden. Die antioxidative Wirkung übertrifft die von Vitamin E um das 550-Fache. Die überragende antioxidative Wirkung resultiert aus einem Komplex bestehend aus Lutein, Beta-Carotin und Canthaxanthin. Die volle Wirkung entfaltet sich bei chronischen Beschwerden erst nach einer längeren Einnahme, 4-8 Wochen können durchaus erforderlich sein.

Astaxanthin macht freie Radikale unschädlich, es verbessert den Blutfluss zu den Augenmuskeln, die Akkomodationsfähigkeit *(Wikipedia: dynamische Anpassung der Brechkraft des Auges. Sie führt dazu, dass ein Objekt, das sich in einer beliebigen Entfernung zwischen dem individuell unterschiedlichen optischen Nah- und Fernpunkt befindet, scharf auf der Netzhautebene abgebildet wird und somit eine wesentliche Voraussetzung für deutliches Sehen erfüllt wird)* wird verbessert.

Eine Makula-Degeneration, auch als „Gelber Fleck" bekannt, konnte nachweislich verhindert werden, das Immunsystem wird gestärkt, der Blutdruck gesenkt und das Herz wird geschützt und Entzündungen werden reduziert.

Antioxidative Substanzen können in ihrer Wirkung umschlagen und selbst oxidativen Stress auslösen (pro-oxidative Wirkung).

Dies geschieht ausschließlich bei Substanzen, die synthetisch hergestellt in hoher Dosierung in ihrer Monoform eingenommen werden, wie beispielsweise belegt werden konnte für die Einnahme von Beta-Carotin, Vitamin C, E und Zink. Bei Substanzen, die in ihrem natürlichen Verbund mit sekundären Pflanzenstoffen eingebettet sind oder sich als natürliche Produkte von ihrer biochemischen Struktur von den synthetisch hergestellten unterscheiden, wird eine pro-oxidative Wirkung nicht auftreten. Dies ist ein Grund mehr, um auf die Herkunft der Antioxidantien zu achten, im Falle von Astaxanthin aus der Mikroalge.

Astaxanthin ist frei von Nebenwirkungen, bei starker Überschreitung der empfohlenen Höchstdosierung von 4-12 mg kann es allenfalls zur Einlagerung von Farbpartikeln an der Handinnenfläche und an der Fußsohle kommen. Bei Diabetes sollte 1-2-mal täglich eine Dosierung von 4-6 mg eingenommen werden.

Coenzym Q10 schützt die Beta Zellen

Coenzym Q10 ist das im menschlichen Organismus vorkommende Ubichinon. Die Bezeichnung Coenzym Q ist der Sammelbegriff für alle verbreitet vorkommenden Ubichinone des Körpers. Das Coenzym Q10 ist ein starkes Antioxidans, welches der Körper selbst herstellen kann. Je höher das Lebensalter eines Menschen ist, desto niedriger ist die Synthese. Bei Menschen, die Medikamente einnehmen, einem Raucher, Übergewichtigen, bei chronisch Kranken oder stressbelasteten Menschen ist der Plasma- und Gewebespiegel niedrig. Durchweg konnte man bei Diabetikern einen niedrigen Spiegel feststellen, nicht verwunderlich, Coenzym Q10 wird in Anwesenheit freier Radikale verbraucht und kann sich nicht regenerieren. Ein Mangel an Coenzym Q10 bedeutet eine Instabilität der Zellmembranen und eine eingeschränkte Zell-zu-Zell-Kommunikation durch Rezeptoren oder Ionenkanäle.

Dies führt zwangsläufig zu einem Abfall der Bioenergie in den Zellen. Coenzym Q10 ist ein guter Schutzfaktor für die Beta-Zellen der Bauchspeicheldrüse. Diese Zellen haben eine geringe Kapazität freie Radikale unschädlich zu machen, damit sind sie sehr anfällig.

Nachgewiesen wurde eine bessere Insulinwirkung durch einen höheren Spiegel von Coenzym Q10. Weitere positive Effekte sind eine Stärkung des Herzens und des Kreislaufs, verbesserte Spermienbildung, Entgegenwirken der Arteriosklerose, Blutdruck und Blutfettwerte werden besser reguliert.

Coenzym Q10 ist in vielen Lebensmitteln zu finden, aber immer nur in kleinen Mengen. Besonders reich an Q10 sind: Makrelen, Sardinen, Weizenkeime, Vollkornkleie, Brokkoli, Sojabohnen, grüne Bohnen, Spinat, Kohl, Knoblauch, Walnüsse, Mandeln. Walnussöl, Mandelöl. Man kann eine ausreichende Zufuhr durch eine Nahrungsaufnahme der angegebenen Nahrungsmittel leider nicht erreichen, deswegen sind Zusatzpräparate aus dem Bio Bereich sinnvoll.

Als tägliche Dosierung sind 2-mal täglich 100 mg ratsam. Höhere Dosierungen schaden nicht, bringen aber wahrscheinlich keinen weiteren Nutzen. So blieben in Versuchsreihen Nebenwirkungen aus, als 8 Monate lang täglich 3 g Coenzym Q10 eingenommen wurden oder in einer anderen Versuchsreihe 18 Monate lang 1,2 g.

Vitalstoffe zur Bekämpfung von Diabetes

L-Arginin kann die Insulinspritze ersetzen

L-Arginin ist eine semi-essentielle Aminosäure. Dies bedeutet, unter bestimmten Umständen oder bei Erkrankungen kann der Körper diese Aminosäure nicht selbst synthetisieren, sondern muss sie mit der Nahrung aufnehmen.

L-Arginin weist die Besonderheit auf, eine Vorstufe eines Neurotransmitters (Stickstoffmonoxid) zu sein. Stickstoffmonoxid lässt die Muskulatur in den Blutgefäßen und im Herzmuskel entspannen. Folglich ist die Sauerstoffversorgung in den Herzkranzgefäßen wie auch in den übrigen Blutgefäßen verbessert, der Blutdruck sinkt. Eine bessere Durchblutung verhindert die Tendenz der Verklumpung der Blutplättchen. L-Arginin steigert bei Männern die Potenz und Libido, denn der Neurotransmitter Stickstoffmonoxid ist für die Erektionsfähigkeit ausschlaggebend. L-Arginin sorgt auch für vermehrte Spermien und deren bessere Beweglichkeit, in Studien kam es nach 12-wöchiger Einnahme zu einer Verbesserung um 400 %.

Für den Diabetiker ist die Einnahme von L-Arginin interessant, da es die Freisetzung von Insulin aus den Beta-Zellen fördert und die Glucosetoleranz sowie die Sensitivität gegenüber Insulin im Körper erhöht. Bei einer gesunden Lebensführung (Ernährung, Bewegung und Gewichtsreduktion) kann allein die Gabe von L-Arginin ausreichen, das Spritzen von Insulin zu vermeiden. Ein Diabetiker, der bereits auf Insulinspritzen angewiesen ist, kann seine Dosis deutlich verringern. Um von den Vorteilen des L-Arginins zu profitieren, sollten täglich zwischen 3-10 g aufgenommen werden. Eine gute Qualität des ausgewählten Produktes ist auch hier von entscheidender Bedeutung.

Durch den Wirkstoff sind in Studien keine Nebenwirkungen feststellbar. In höheren Dosierungen, 15-30 g per Infusion, konnte zusätzlich die Freisetzung von Wachstumshormonen festgestellt werden.

L-Carnitin hilft schlanken Diabetikern

L-Carnitin ist eine natürliche Substanz, die eine Verbindung der beiden Aminosäuren Methionin und Lysin darstellt. Es gibt viele Studien, die L-Carnitin zum Gegenstand der Untersuchung hatten, ob dieser Wirkstoff den Blutzucker regulieren kann. Die Ergebnisse sahen sehr unterschiedlich aus. Bei schlanken Probanden stellte sich unter Einnahme von 3 g L-Carnitin nach 30 Minuten eine blutzuckerregulierende Wirkung ein. Bei übergewichtigen bzw. adipösen Menschen fiel die Wirkung deutlich schlechter aus. L-Carnitin bewirkt das Einschleusen von Fettsäuren in die Zelle, um aus dem Fett Energie zu gewinnen. Aus diesem Grund wird L-Carnitin auch als Fatburner bei Diäten gepriesen, denn es sichert die Fettverbrennung bei geringerer Nahrungsaufnahme.

Vorsicht vor Süßstoffen!

Es wird dringend angeraten auf Lebensmittel mit Süßstoffen zu verzichten. Süßstoffe und Zuckeraustauschstoffe werden von vielen Millionen Menschen täglich verwendet, nicht nur von Diabetikern, sondern auch von kalorienbewussten Verbrauchern. Man findet sie in Getränken, Joghurts, Marmelade, Eis, Kaugummi und in vielen Lebensmitteln, an die man zunächst gar nicht denken würde wie z. B. in Medikamenten.

Diabetiker dürfen zwar generell gewöhnlichen Industriezucker verwenden, erfahren aber in der Diabetiker-Schulung einiges über Süßstoffe und deren Nutzen.

Immer wieder hört oder liest man von einer schädigenden Wirkung der Süßstoffe, während die meisten Schulmediziner und Ernährungsberater zur bedenkenlosen Verwendung raten. Der Verbraucher wird stark verunsichert.

Wenn man von Süßungsmitteln spricht, so muss unterschieden werden zwischen Zuckeraustauschstoffen – mit der Untergruppe Zuckeralkohole einerseits und Süßstoffen andererseits. Zuckeraustauschstoffe enthalten noch Kalorien. Ein klassisches Beispiel ist die Fruktose (= Fruchtzucker), der natürlicherweise in Obst enthalten ist. Die Fruktose hat ca. eine 1,4-fache Süßkraft gegenüber Zucker. Der Fruchtzucker wird allmählich in Traubenzucker umgewandelt, zeigt aber isoliert gegenüber Industriezucker keinen Vorteil in Bezug auf den Blutzucker. Weniger Blutzucker erhöhend hingegen ist der Fruchtzucker in seinem natürlichen Verbund (in der Frucht mit allen Pflanzeninhaltsstoffen). Der Kaloriengehalt ist mit 4 kcal je Gramm zu veranschlagen.

Zuckeralkohole enthalten zwar Kalorien, aber sie lassen den Blutzucker nicht ansteigen. Zu den Zuckeralkoholen zählen Sorbit, Mannit und Isomalt mit der halben Süßkraft wie Industriezucker und Xylit und Maltit mit hoher Süßkraft.

Der Energiegehalt liegt bei 2,4 kcal pro Gramm. In größeren Mengen (10-20 g) führen Zuckeralkohole zu Blähungen und Durchfällen.

Süßstoffe sind Substanzen mit einer sehr hohen Süßkraft, die künstlich hergestellt werden. Sie enthalten keine Kalorien mit Ausnahme von Aspartam. Laut wissenschaftlicher Untersuchungen gelten sie als bedenkenlos, dennoch wurden für sie Höchstmengen festgelegt. Die Berechnungen sind auf einen täglichen, lebenslangen Verzehr ausgelegt. Hierin liegt bereits der erste Widerspruch. Wenn von einer Substanz keine Gefahr für die Gesundheit ausgeht, dann benötigt man keine Festlegung einer Höchstmenge. Derzeit sind in Europa - und damit in Deutschland folgende Süßstoffe zugelassen: Acesulfam (E 950), Aspartam (E 951), Aspartam-Acesulfam-Salz (E 962), Neohesperidin DC (E 959), Saccharin (E 954), Sucralose (E 955), Thaumatin (E 957) und Cyclamat und dessen Salze (E 952).

Die Süßstoffe Acesulfam, Aspartam, Cyclamat und Saccharin sind rein chemisch synthetisiert. Neohesperidin DC wird aus dem chemisch aufbereiteten Zucker der Zitrusfrüchte hergestellt, Thaumatin entstammt aus dem afrikanischen Süßholzbaum, es verstärkt Aromen und ist in vielen Fertigprodukten enthalten. Neohesperidin DC kann nicht als Süßstoff gekauft werden, es wird ausschließlich industriell eingesetzt. Enthalten ist dieser Süßstoff in Eis, Limonaden oder Kaugummi. Er unterdrückt bittere Aromen. Sucralose ist ein Produkt, welches entsteht, wenn der gewöhnliche Industriezucker, Saccharose, chemisch verändert wird.

Um nun einen Eindruck zu erhalten, wie sicher Süßstoffe in Bezug auf ihre Unbedenklichkeit sind, sollte man einmal der Frage nachgehen, wie sie auf ihre Unbedenklichkeit hin überprüft wurden – am Beispiel des Aspartam.

Aspartam (setzt sich zusammen aus Aspertat, der Aminosäure Asparaginsäure entstammend und Phenylalanin) wurde zufälligerweise im Jahr 1965 von einem Mitarbeiter der Firma Searl entdeckt. Die Zulassung in den USA erfolgte auf der Grundlage von Studien, welche die Firma Searl durchgeführt hatte. Diese Studien sind nicht schlüssig, ungenau und manipuliert, insofern gab es bereits damals einige Kritiker, u. a. von dem Neurowissenschaftler John Olney. Olney ließ sich Proben von Searl zuschicken und verfütterte diese an Mäusen im Jahr 1971. Er stellte fest, Aspertam führte zum Absterben von Hirnzellen, der gleiche Effekt tritt bei Glutamat auf. Die amerikanische Behörde FDA (Food and Drug Administration) lehnte zunächst einige Jahre eine Zulassung der Substanz ab, nicht zuletzt aufgrund der Vorwürfe von Olney. Es gab 2 interne Untersuchungen. Jerome Bressler verfasste im August 1977 einen Bericht über Unregelmäßigkeiten bezüglich der von Searl durchgeführten Studien. Die Untersuchungskommission der FDA veröffentlichte am 30.09.1980 ein Schreiben, dass Aspartam nicht zugelassen werden dürfe bis dessen mögliche Karzinogenität (Stoff oder Gemisch, der/das Krebs erzeugen oder die Krebshäufigkeit erhöhen kann) geklärt sei. Nun ergab es sich, dass Donald Rumsfeld als Verteidigungsminister arbeitete und er gleichzeitig Vorstandsvorsitzender von Searl war, zudem war Rumsfeld ein enger Freund von Reagan, der kurz darauf zum Präsidenten gewählt wurde. Nun wurde sehr schnell ein neuer FDA-Bevollmächtigter ernannt, der sofort alle Bedenken gegenüber Aspartam wegwischte und erklärte, dass Aspartam harmlos sei. Aspartam kam also auf den amerikanischen Markt und sofort übernahmen die Europäischen Schafe Aspartam. Die Unbedenklichkeit wurde von Amerika ohne weitere eigene Studien übernommen. Seit 1985 kommt es zu einem unerklärlichen starken Anstieg von Gehirntumoren in den Ländern, in denen Aspartam verwendet wird, das sollte einem doch zu denken geben oder?

Von 164 Artikeln zum Thema Bedenklichkeit von Aspartam gibt es 74 Studien, die von der Industrie bezahlt wurden und als Gegenleistung ein Ergebnis einforderten, welches die Harmlosigkeit der Substanz Aspartam ergab. Alle anderen 90 Studien, die also unabhängig von der Industrie angefertigt wurden, hielten Aspartam für bedenklich. Die Liste von Symptomen, die durch Aspartam ausgelöst werden können, ist lang, sie umfasst 92 verschiedene Punkte. Dieser erschreckende Sachverhalt wirft ein äußerst schlechtes Licht zum einen auf die amerikanische Behörde FDA, aber auch auf die WHO, EFSA und den übrigen europäischen Zulassungsbehörden, die eine solche Substanz auf den Markt lassen. In Deutschland ist Aspartam seit 1990 zugelassen. Wieder einmal sind es die Experten, die von diesem Sachverhalt keine Kenntnis haben wollen oder denen die Konsequenzen gleichgültig sind.

Wer verantwortungsvoll mit seiner Gesundheit umgeht, informiert sich am besten selbst und verlässt sich nicht auf Meinungen von „Experten" (die oftmals nur Experten ihres eigenen Portemonnaies sind).

Forscher untersuchten in einer Studie, ob Süßstoffe möglicherweise Diabetes auslösen können. Dazu wurden 66.000 Frauen untersucht, die mit Süßstoff versehene Softdrinks konsumierten. Im Ergebnis musste man feststellen, Süßstoffe steigern das Risiko an Diabetes zu erkranken, stärker noch als Zucker.

Stevia – Eine süße Versuchung

Stevia (Stevia rebaudiana, „Honigkraut") ist eine Pflanze, die natürlicherweise zwischen Brasilien und Paraguay wächst. Sie wird seit alters her von den Guarani-Indianern verwendet, um Speisen und Mate-Tee zu süßen. Die Stevia-Pflanze ist ein Korbblütler mit mehr als 100 Wirkstoffen.

Für den Menschen interessant ist ihr Gehalt an Terpenen und Flavonoiden – und natürlich ihre Süßkraft. Die Stevia-Pflanze hat in konzentrierter Form eine 300-480-fach stärkere Süßkraft als unser Industriezucker und ist immer noch 30-mal süßer als unsere Zuckerrübe. Die natürliche Süße der Pflanze ist in ihren Blättern zu finden. Sie setzt sich zusammen aus Steviosid und Rebaudiosid A und C sowie Dulcosid. Im getrockneten Zustand enthalten die Blätter mehr Süße, Rebaudiosid ist besser wasserlöslich als Steviosid. Das Gute an Stevia ist, dass sie **keine Kalorien** enthält. Die Süße kann nicht mit Zucker verglichen werden, sie ist geschmacklich etwas gewöhnungsbedürftig. Stevia zeigt in vielfacher Weise positive Wirkungen auf die Gesundheit. Für Diabetiker ist primär interessant, dass der Genuss von Stevia keine Broteinheiten hat, da die Pflanzenbestandteile für den Körper nicht verwertbar sind. Stevia reguliert den Blutzuckerspiegel, eine weitere Eigenschaft, die Diabetikern willkommen ist.

1.000 mg Stevia können den Blutzuckerspiegel um 18 % senken. Darüber hinaus senkt Stevia den Blutdruck, während Fruktose, versteckter Bestandteil vieler Lebensmittel, das Risiko für hohen Blutdruck um 30 % erhöht. Stevia schützt die Zähne vor der Bildung von Plaques und hemmt die Entstehung von Karies.

Die Qualität des Produktes hängt von seiner Reinheit ab. Es gibt Stevia zu kaufen, welches im Vergleich zu Zucker 1:1 verwendet werden kann. Dieses Stevia wurde stark verdünnt. Ein gutes, reines Stevia-Produkt wird extrem spärlich verwendet bei gleicher Süßkraft.

Zu warnen ist vor Produkten, die in einigen Discountern angeboten werden. Hier muss man das Etikett genau lesen, dann stellt man fest, es handelt sich um ein Produkt „mit Stevia", die Hauptzutat ist Maltodextrin (Finger weg davon).

Da Stevia nahezu keine Kalorien hat, kann man Süßes genießen, ohne an Gewicht zuzunehmen.

Aus Zitronensaft, einer Prise Stevia und Wasser kann man eine erfrischende kalorienarme Limonade herstellen. Beim Herstellen einer Tomatensoße kann Stevia den süßen Geschmack betonen, Stevia kann Smoothies versüßen usw.

Stevia wurde erst im Dezember 2011 in Deutschland zugelassen, während in anderen europäischen Ländern die Zulassung viel früher erfolgte. Die verspätete Zulassung ist einer Studie zu verdanken, die von der Firma Monsanto finanziert wurde, dem ehemaligen Hersteller von Aspartam. In dieser Studie wurde Stevia als schädlich und bedenklich dargestellt. Mittlerweile haben zahlreiche andere Studien diese Untersuchung als äußerst zweifelhaft in Bezug auf die Methodik entlarvt und die angeblich bedenklichen Eigenschaften von Stevia konnten in keinem einzigen Fall bestätigt werden. Damit zeigt sich ein weiteres Mal, wie der Markt von kommerziellen Interessen gesteuert wird.

Heilfasten - Wirksam bei Diabetes

In Kriegszeiten oder sonstigen Notzeiten verbunden mit Nahrungsknappheit tritt Diabetes eher selten auf, häufig hingegen bei einem Überangebot an Nahrung. Daher wäre es doch eine Überlegung wert, eine Notzeit durch Fasten zu imitieren. Typ 1 Diabetiker profitieren leider nicht von einem Heilfasten in Bezug auf den Blutzuckerspiegel, aber sie können Übergewicht durch diese Therapie abbauen. Bei Typ 2 Diabetikern sinkt nicht nur das Übergewicht, sondern es sinkt auch der Blutzuckerspiegel. Aber Achtung: Diabetiker können leicht in den Zustand einer Unterzuckerung gleiten. Daher sollten Diabetiker niemals in Eigenregie ein Heilfasten durchführen. Empfehlenswert ist ein Heilfasten in einer Fastenklinik, wo Therapeuten zur Seite stehen, die sich sowohl mit dem Heilfasten als auch mit der Diabetes-Erkrankung auskennen. Versuchen Sie einmal pro Jahr eine Heilfastenkur durchzuführen, das reicht vollkommen aus, um den Organismus zu entschlacken.

Übergewicht ist nicht ausschließlich zu sehen als das Endergebnis eines maßlosen Essverhaltens. In heutiger Zeit ist die übliche Kost gekennzeichnet von einem Mangel an zahlreichen Vitalstoffen (Mineralien, Spurenelementen, Vitaminen und sekundären und tertiären Pflanzenstoffen). Stattdessen enthält die Industrienahrung viel Chemie in Form von Aromen, Farb- und Zusatzstoffen zur Haltbarkeit, Geschmacksverstärkung oder damit die „richtige" Konsistenz erreicht wird. Natürlich auch reichlich Pestizide, Herbizide sowie Medikamentenrückstände bei Nahrung tierischer Herkunft. Nahrung soll billig sein, einfach in der Verwendung und dazu noch gut schmecken. Der Mangel an Vitalstoffen macht den Menschen auf Dauer krank und verursacht ein suchtartiges Hungergefühl auf diese Industrieprodukte wie z. B. Produkte, die Zucker enthalten oder die Kohlenhydrate enthalten, denen aber die Ballaststoffe fehlen (z. B. Weißmehl).

Gleichzeitiger Bewegungsmangel und Konsum von Lebensmitteln, die natürlicherweise nicht vorkommen und welches das Verdauungssystem nicht kennt, führt früher oder später zum Übergewicht.

Eine Fastenkur außerhalb der häuslichen Umgebung kann einen großen Stein ins Rollen bringen, sein Leben entscheidend zu ändern. Eine Fastenkur wirkt sich positiv auf den Körper und auf das seelische Befinden aus. Leichte sportliche Angebote in der Gruppe machen Spaß und können den Anfang eines neuen Lebens darstellen. Der Erfolg ist rasch sichtbar. Pro Fastentag kann mit einem Gewichtsverlust bis zu einem halben Kilo gerechnet werden. Bei Diabetikern zeigt sich eine Senkung des Blutzuckers und der Insulinproduktion meistens erst nach Ablauf von einer Woche.

Mit den zur Verfügung stehenden ärztlichen Therapeuten sollte abgesprochen werden, welche Medikamente in welcher Dosierung eingenommen werden sollen. Beispielsweise kann es im Verlauf des Heilfastens zu einer Absenkung von hohem Blutdruck kommen, dann wären Blutdrucksenker in einer geringeren Dosierung angezeigt oder können sogar ganz abgesetzt werden. Auch Blutfettwerte normalisieren sich bei einer geringen Kalorienaufnahme beim Fasten. Die tägliche Insulingabe muss ebenfalls stets individuell angepasst werden.

Gegen Ende der Fastenkur hat sich der gesamte Stoffwechsel deutlich verbessert, in vielen Fällen sogar bis auf ein normales Maß. Besonders interessant ist die Zunahme der Empfindlichkeit der Körperzellen auf Insulin. So gelangt Glukose nach einer kohlenhydrathaltigen Mahlzeit direkt in die Körperzellen, Insulingaben können deutlich reduziert werden und dies auch lange, nachdem das Fasten beendet wurde.

Das A und O einer gesunden Ernährung!

Für eine gesunde Ernährung reicht es nicht aus, schädliche Lebensmittel zu meiden, sondern man muss aktiv diejenigen auswählen, die dem Körper die Nährstoffe geben, die er benötigt. Die durchschnittliche Ernährung enthält zu viele schädigende Substanzen und zu wenig notwendige Vitalstoffe. Man könnte auch sagen, Menschen in der Dritten Welt leiden wirklich Hunger und Menschen in Industriestaaten „verhungern" bei (über-)vollen Tellern.

Wenn man sich seiner Gesundheit zuliebe zu einer Ernährungsumstellung entschließt, Fleisch, Getreide, Milch und Milchprodukte weglässt, auf Zusatzstoffe in Lebensmitteln, Zucker, Zuckeraustauschstoffe und Süßstoffe verzichtet, dann wird man nicht mehr auf Fertiggerichte oder einzelne vorgefertigte Lebensmittel (z. B. fertiges Salatdressing oder als Pulver in kleinen Tüten, fertige Tomatensoße, etc.) zurückgreifen. Damit meidet man viele schädliche Substanzen wie auch minderwertige Öle und Fette. Herkömmliches Salz sollte man ebenso meiden, stattdessen auf Meer-, Kristall- oder Steinsalz zurückgreifen. Herkömmliches Salz besteht gerade mal aus zwei Elementen, Natrium und Chlorid. Kauft man jodiertes Speisesalz, enthält dieses zusätzlich noch das Element Jod, welches aus Industrieabfällen gewonnen wurde. Meersalz hingegen enthält etwa 80 verschiedene Elemente, darunter Jod in seiner natürlichen Form.

Alkohol und Koffein sind weitere schädigende Konsumgüter.

Es kann nicht oft genug gesagt werden, dass die ideale Nahrung des Menschen grünes Gemüse wie auch grüne Salate sind. Was dem Menschen sein Blut, ist der Pflanze ihr Chlorophyll. Die biochemische Struktur des Chlorophylls ist sehr ähnlich wie die Struktur der Erythrozyten. In der Mitte des Moleküls sitzt bei der Pflanze Magnesium, in Erythrozyten ein Eisen-Molekül.

Mit grünem Gemüse jeglicher Art kann man die Qualität des Blutes erheblich verbessern. Blut ist ein wichtiges Organ. Ohne Blut können keine Nährstoffe zu den Zellen transportiert werden und keine Abfälle aus der Zelle zur Entsorgung abtransportiert werden. Nur durch eine gute Qualität des Blutes ist es möglich, alle Zellen entsprechend ihrer Erneuerungsbedürftigkeit auszutauschen. Nach Dr. Young verfügt nur etwa jeder 100.000-ste Mensch über gesundes Blut.

Grüne Gemüse sind sehr basische Lebensmittel, die eine Übersäuerung neutralisieren können und gleichzeitig viel Energie zur Verfügung stellen. Grüne Pflanzen enthalten Mineralstoffe, Vitamine und keiner der Inhaltsstoffe hat eine schädigende Wirkung auf die Gesundheit. Die Art des grünen Gemüses ist dabei nebensächlich und eher eine Frage des individuellen Geschmacks, ob Grünkohl, Brokkoli, Spinat, Mangold oder das Blattgrün von Kohlrabi oder von Rettichen. Das Blattgrün ist sogar wertvoller als die Wurzel bzw. Knolle als solches.

Unübertrefflich sind Wildpflanzen. Keine Kulturpflanze kann es mit ihnen aufnehmen. Sie sind so robust und widerstandsfähig, dass sie in der Natur kaum auszurotten sind. Diese Lebenskraft übertragen sie auf den menschlichen Körper, wenn sie verzehrt werden. Wildpflanzen, die sich gut zum Verzehr eignen, sind z. B. Löwenzahn, Borretsch, Vogelmiere, Gänseblümchen, Veilchen, Brennnessel und alle Wildformen der allgemein bekannten Küchenkräuter.

Jeder Diabetiker sollte seine bisherige Ernährung hinterfragen und seine Ernährungsgewohnheiten nach und nach in Richtung einer gesunden Ernährung umstellen. Dabei gilt es nicht voller Elan und Tatendrang im Hau-Ruck-Verfahren alle bisherigen Ernährungsgewohnheiten, die allgemein üblich sind und sogar bei Diabetes-Schulungen vermittelt werden, abzulegen. Ein langsames Umstellen ist für die meisten Menschen besser. Bei einer gesunden Ernährung handelt es sich nicht um eine Diät.

Eine Diät beginnt man und irgendwann hört man damit auf. Eine gesunde Ernährung sollte bis zum Lebensende eingehalten werden und schließlich der wichtigste Faktor: Die neuen Essgewohnheiten sollen Spaß machen. Daran scheitern die meisten Diäten, sie machen keinen Spaß. Man soll aus der gesunden Ernährung auch keine Religion machen. Experimentierfreude ist angesagt. Eine gesunde Kost ist kein „Kaninchenfutter" und das Essen muss nicht nur aus Rohkostsalaten bestehen.

Wenn im Regelfall die Ernährung gesund ist, dann darf man auch als Ausnahme mal bei Freunden oder im Restaurant ein wenig „sündigen". Hat man sich einmal an die andere Ernährungsform gewöhnt, so wird die übliche Kost nicht mehr schmecken.

Es sei ausdrücklich darauf hingewiesen, wer auf Fleisch, Getreide, Milch und Milchprodukte verzichtet, erleidet keine Mangelzustände. Essentielle Aminosäuren können vollständig über vegane Kost gedeckt werden. Gute Eiweißquellen sind Hülsenfrüchte, glutenfreies Getreide (sog. Pseudogetreide wie Hirse, Amaranth, Buchweizen, Quinoa), Chia-Samen, Cashew-Kerne und Sojaprodukte.

Gerade durch die Kombination zweier Eiweißquellen erzielt man eine hohe biologische Wertigkeit, dabei müssen die Eiweißquellen nicht in einer Mahlzeit aufgenommen werden. Es reicht beispielsweise aus zum Frühstück Hirse zu essen und zum Mittagessen eine Hülsenfruchtquelle auszuwählen.

Fleisch als Quelle von B-Vitaminen kann man getrost vergessen, es sei denn, man isst sein Fleisch roh. Durch den Koch- oder Bratvorgang werden alle Vitamine vollständig zerstört. Die vermeintliche Zufuhr von Calcium aus Milchprodukten hat sich weitgehend als Irrtum herumgesprochen – außer bei Ärzten. Pflanzliche Quellen sind wesentlich ergiebiger.

Außer lieb gewonnenen Gewohnheiten gibt es keinen Grund an der bisherigen üblichen Ernährungsweise festzuhalten. Auch das Argument, keine Zeit zum Kochen zu haben, ist realistisch gesehen nur eine Ausrede. In der Anfangszeit wird die Umstellung in eine neue Ernährungsform etwas mehr Zeit in Anspruch nehmen, aber es ist auch eine Gelegenheit, Neues zu entdecken. Die Wochenarbeitszeit ist heutzutage niedrig. Wer ehrlich ist, gibt zu, mehr Zeit mit anderen Beschäftigungen verbringen zu wollen, z. B. TV schauen, am Computer sitzen oder eben mit seinem Smartphone zu spielen. Wer die Mühe auf sich nimmt, kann seine neuen Lieblingsgerichte bald ganz fix fertigstellen – und ein Salat ist immer schnell zubereitet (für den ersten großen Hunger).

Kein Lebewesen außer dem Menschen kocht bzw. brät sein Essen. Es wäre komisch, wenn man in freier Wildbahn ein Raubtier sehen würde, welches seine Beute grillt oder wenn man einen Pflanzenfresser sehen würde, welcher seine Pflanzen dünstet. Auch in Zoos oder Tiergehegen gibt man den Raubtieren keine gebratenen Steaks. Warum eigentlich nicht? Schmecken würde es ihnen bestimmt. Die Tiere würden genau wie der Mensch auch krank werden. Sie würden ihre Vitalität einbüßen, die wir als Besucher doch so gerne bewundern. So spricht einiges für eine Rohkost beim Menschen.

Studien über die Vorteile einer gesunden Rohkost gibt es nicht. Dies ist auch logisch. Die meisten wissenschaftlichen Arbeiten werden von Geldgebern der Industrie finanziert. Wer in der Industrie hat ein Interesse daran, dass Menschen sich gesund ernähren? Weder die Pharma- noch die Lebensmittelindustrie. Man muss aber nicht gänzlich auf das Kochen und den Verzehr warmer Speisen verzichten. Wichtig ist, Gemüse nur zu dämpfen, damit die wertvollen Inhaltsstoffe erhalten bleiben.

Die Ernährungsumstellung beginnt mit kleinen Schritten. Auf die eine oder andere Weise hat jeder Mensch bevorzugte Essgewohnheiten. Zur Ernährungsumstellung kann ein Plan hilfreich sein. Jede Woche gibt man bestimmte Lebensmittel auf und ersetzt sie durch hochwertige und vitalstoffreiche Nahrungsmittel. Von nun an wird Gemüse nur noch gedämpft und mit wenigen Tropfen eines hochwertigen Öles besprenkelt. Es gibt öfter einen Salat und auch größere Portionen Salat. Zwischendurch dürfen Nüsse genascht werden und es gibt Obstportionen mit Quinoa oder eine frische Kokosnuss. Dann kann man sich mit einem hochwertigen Mixer Smoothies zubereiten. Auch mit Gemüse wie z. B. Wirsing. Es ist wichtig, dass der Mixer eine hohe Leistungsfähigkeit hat und z. B. beim Wirsing die Stängel vollständig zerkleinert, andernfalls wird man schnell die Lust an den Powerdrinks verlieren. Aus der Ernährung verschwindet weißer, raffinierter Zucker, Süßstoffe oder Zuckeraustauschstoffe. Ersetzt werden können diese Süßungsmittel durch natürliche Süßungsmittel wie Ahornsirup, Schwarze Agave, Melasse, unraffinierter Kokosnusszucker oder Stevia.

Weißes Mehl, Haushaltsmehl oder fertige Backmischungen mit Backpulverzusatz sind zu vermeiden, also auch keine Nudeln, Plätzchen und herkömmliche Kuchen. Wer sich gar nicht vorstellen kann auf Getreideprodukte zu verzichten, kann Vollkornmehl biologischer Herkunft verwenden. Vermeiden sollte man Weizenmehl – besonders als Weißmehl, aber auch als Vollkornmehl. Weizenmehl erhöht immer den Blutzuckerspiegel und trägt zu einem hohen Körpergewicht bei. Alternativen zum Mehl sind Reis-, Mandel-, Walnuss-, Kokosmehl, Sorghum oder alle Pseudogetreidearten wie Buchweizen, Hirse, Amaranth und Quinoa. Die Pseudogetreidearten enthalten kein Gluten, daher fördern sie keine Entzündungsreaktionen und sind gleichzeitig reich an Mineralstoffen. Hirse kann beispielsweise zum Frühstück als süßer Brei zubereitet werden.

Einfach mit Wasser kochen nach Belieben eine kleine Menge natürliche Süßmittel hinzufügen und zusammen mit süßen frischen Obstsorten genießen. Wer es lieber herzhaft mag, kann gekochte Hirse allerlei Gewürze und Kräuter hinzufügen und in einer Pfanne als Bratling zubereiten, am besten in einer Pfanne, in der man fettfrei braten kann.

Hüten sollte man sich vor fertigen Würzmischungen. Sie enthalten neben Industriesalz oftmals Glutamat, einen schädlichen Geschmacksverstärker. Glutamat muss nicht unbedingt wortwörtlich in der Zutatenliste aufgeführt sein. Glutamat steckt auch hinter Bezeichnungen wie autolysierte Hefe, hydrolysiertes Protein, Hefeextrakt, Hefenährsalz, Hefenährstoff, Gelatine, Mononatriumglutamat, Monokaliumglutamat, Glutaminsäure, Natriumcaseinat und strukturiertes Protein. Weitere Inhaltsstoffe von Lebensmitteln enthalten häufig Glutamat oder es entsteht durch die weitere Verarbeitung. Zu diesen Inhaltsstoffen gehört die Bezeichnung (natürliches) Aroma und Aromastoffe, Bouillon, Carrageenan, Fleischbrühe, Gerstenmalz, Maisstärke, Milchpulver, Malzextrakt, Molkeprotein, Maltodextrin, Sojasoße, Sojaeiweiß, Sud, Würzen und Zitronensäure. Daher die Würzmischung lieber selbst zusammenstellen aus den einzelnen reinen Gewürzen.

Als Getränke sind empfehlenswert Kräutertees, stille und reine Wasser und gelegentlich eine Fruchtschorle oder besser noch Gemüsesäfte. Günstig für den Diabetiker ist auch Roibuschtee.

Der Kräutertee kann einmal am Tag gekocht werden und dann über den Tag verteilt getrunken werden oder wenn man ihn lieber immer heiß bzw. warm trinken mag, kann man ihn in einer Isolierkanne warmhalten.

Bezüglich des Wassers ist ein Mineralwasser gemeint. Generell kann auch Trinkwasser aus der Leitung Verwendung finden, dann sollte aber die Qualität überprüft werden.

Enthält das Trinkwasser Chlor und Arsen, so sollte der Verbraucher einen Filter gebrauchen. Es gibt Firmen, welche professionell einen Filter an die heimische Wasserleitung anschließen können. Chlor wird dem Trinkwasser zur Desinfektion hinzugefügt. Stellt das zuständige Wasserwerk eine erhöhte Keimbelastung im Wasser fest, so wird kurzfristig der Chlorgehalt erhöht. Chlor steht im Zusammenhang mit der gefährlichen Arteriosklerose. Das Journal of the American Medical Association veröffentlichte 2008 einen Artikel mit dem Inhalt, eine Arsenbelastung im Trinkwasser erhöht das Risiko an Diabetes zu erkranken um das Vierfache. Es konnte festgestellt werden, dass der Arsengehalt im Urin von Diabetikern des Typs 2 um 26 % höher lag als bei Nichtdiabetikern.

Zu vermeiden sind alle Limonaden (auch Cola). Sie enthalten große Mengen an Zucker oder Süßstoffe. Außerdem enthalten sie extrem viel Säure. Alternativ greift man zur Fruchtschorle oder zum Gemüsesaft. Es ist lohnenswert einen Entsafter anzuschaffen (sofern bisher keiner vorhanden war), denn frisch gepresste Säfte sind gekauften Säften in jedem Fall vorzuziehen. So kann man interessante Mischungen kreieren, z. B. mit Granatäpfeln. Auch frisch gepresste Gemüsesäfte sind gekauften Säften vorzuziehen. Schmackhaft ist z. B. zum Frühstück ein frisch gepresster Saft aus Möhren.

Verzichten sollte man auf ungesunde Snacks wie z. B. Kartoffelchips. Kartoffelchips enthalten große Mengen an Fett und das Fett ist häufig gehärtet. Kartoffelchips triefen vor ungesunden Transfetten. Aber man kann sie selbst herstellen und dabei so zubereiten, dass sie gesund sind. Zwar macht es etwas Arbeit, biologische Kartoffeln zu schälen, in dünne Scheiben zu schneiden, auf ein Backblech mit Backpapier auszulegen, dünn mit Öl zu bepinseln bzw. zu besprühen und mit Meersalz, Paprikapulver oder Kräutern zu würzen und dann im Backofen zu backen, aber die Gesundheit sollte diese Mühe doch wert sein.

Anstelle von ungesundem Naschwerk kann man täglich ruhig eine Portion Nüsse jeglicher Art oder Avocados essen. Diese sind fetthaltig, aber sie bestehen aus gesunden Fetten. Gut schmecken auch Sonnenblumenkerne in einer Pfanne ohne Fett geröstet und mit Meersalz gewürzt. Hanfsamen und Kürbiskerne sind ebenso schmackhaft. Wenn es unbedingt Chips sein müssen, so sollten sie wenigstens aus Kartoffelscheiben bestehen und nicht aus Kartoffelpulver. Als Ofenchips enthalten sie weniger ungesundes Fett.

Schokolade, Schokoladenriegel, Plätzchen und Kekse sind zwar zweifelsohne lecker, aber sie sind absolut schädlich. Eine andere Möglichkeit für einen gesunden Snack bieten gesunde Energieriegel. Schokolade kann ersetzt werden durch Carob. Carob ist die Frucht des Johannisbrotbaumes. Sie enthält kein Koffein oder Theobromin wie Kakao, schmeckt süß, enthält viele Vitalstoffe und ist geschmacklich der Schokolade ähnlich. Beziehen kann man Carob-Schokolade in Bioläden oder über das Internet, eine Carob-Marke ist z. B. Soyabella.

Torten und Kuchen sollten nur in Ausnahmefällen genossen werden. Besser ist der Genuss von frischem Obst, beispielsweise als Obstsalat. Nun gibt es viele Menschen, die behaupten, „Obst vertrage ich nicht" oder sie sind allergisch gegenüber bestimmten Obstsorten. Dies ist ein untrügliches Zeichen für einen Organismus, der voller Altlasten ist. Altlasten im Sinne von Schlacken und Giftstoffen. Die meisten Allergien gegenüber Obst und Gemüse sind Sekundärallergien und beziehen sich auf den Konsum von Milch und das darin enthaltene unverträgliche Kasein. Alleine durch das Weglassen aller Milch und Milchprodukte werden die meisten Allergien von alleine verschwinden. Was die Unverträglichkeit anbelangt, z. B. klagen manche Menschen über die Säure im Obst, so ist nicht das Obst die Ursache der Unverträglichkeit, sondern der oft über Jahrzehnte angesammelte Müll - im wahrsten Sinne des Wortes.

In diesem Fall ist eine gründliche Darmreinigung dringend angeraten. Ist der Darm einmal gründlich gereinigt worden, so wird Obst sehr gut vertragen und problemlos verdaut.

Eine Regel gilt es jedoch beim Obstverzehr zu beachten: Obst sollte nicht als Nachtisch gegessen werden. Manchen Quellen zufolge wird Obst in einer dreiviertel Stunde, anderen Quellen zufolge innerhalb von 3 Stunden, verdaut. Einig ist man sich jedoch in dem Punkt, Obst wird von allen Lebensmitteln am schnellsten verdaut. Wenn man Fleisch, Getreide oder Gemüse (Gemüse hat eine längere Verdauungszeit notwendig aufgrund der dickeren Zellwände) isst und zum Schluss Obst, dann kommt das Obst an den anderen Speisen nicht vorbei, es beginnt zu gären. Dieses Problem kann man aber umgehen, indem man das Obst zuerst isst. Dem Obst kann man immer eine reinigende Wirkung im Körper attestieren. Reinigungen des Körperinneren können generell zu vorübergehenden Unpässlichkeiten führen.

In unseren Breitengraden ist zu jeder Zeit eine Fülle an Nahrung verfügbar. Man kann auch alles miteinander kombinieren. Wer ausschließlich Früchte, Gemüse, Salate, Wildkräuter als Rohkost und Nüsse isst, wird keine Verdauungsprobleme bekommen, wenn sein Verdauungssystem in Ordnung ist. Wer auch Gekochtes isst und zusätzlich Getreideprodukte und / oder Milchprodukte in seinen Speiseplan aufnimmt, sollte gewisse Zeitabstände bei der Nahrungsaufnahme einhalten. Bezüglich der Kombination gibt es ein paar einfache Dinge zu beachten, um bei der Verdauung Gärung, Fäulnis- und Pilzbildung sowie Störungen der Darmflora zu umgehen. Schädliche Bestandteile der Getreideprodukte oder Milchprodukte lassen sich mildern, indem man sie miteinander geschickt kombiniert. Der Anteil an frischer pflanzlicher Kost sollte dennoch kontinuierlich gesteigert werden. Die nächste Mahlzeit sollte immer erst dann erfolgen, wenn die vorherige richtig verdaut ist – eine intakte Verdauung vorausgesetzt.

Bei rein pflanzlicher Nahrung ist mit einer Verdauungszeit von 4 Stunden zu rechnen, bei einer Fleischmahlzeit ist mit mindestens 10 Stunden zu rechnen, danach sollte man nichts mehr essen. Nach einer Mahlzeit, die aus Gekochtem besteht, sollte danach keine Rohkost mehr gegessen werden.

Man sollte es vermeiden, in einer Mahlzeit zwei oder mehr konzentrierte Eiweißquellen aufzunehmen, beispielsweise Fleisch, Getreide und ein Milchprodukt. Daher sind herkömmliche Gerichte fatal, beispielsweise Spaghetti Bolognese. Die Nudeln enthalten Eiweiß aus Getreide und das Hackfleisch tierisches Eiweiß, Gleiches gilt für ein Brot mit Käse. Müsli mit Milch enthält Getreideeiweiß und tierisches Eiweiß. Ein Getreideprodukt oder ein Milchprodukt oder Fleisch kann jedoch mit Salat oder Gemüse kombiniert werden.

Ein Rezept für einen schmackhaften basischen Kuchen kann so aussehen: Für den Boden verwendet man 1 Tasse gemahlene Walnüsse, 1 Tasse Datteln (getrocknete Datteln eine viertel Stunde in Wasser einlegen), ½ Tasse Sonnenblumenkerne (20 Minuten in Wasser einlegen, gut abtropfen lassen), ein Drittel Tasse Kokosraspeln. Alle Zutaten werden im Mixer gut vermischt, bis sich eine weiche Masse gebildet hat. Diese wird auf eine Kuchenplatte verteilt, sie bildet den Kuchenboden und den Kuchenrand. Der Boden des Kuchens ist weniger fest als bei herkömmlichen Kuchen, daher sollte er direkt auf einer Kuchenplatte hergerichtet werden. Das Unterlegen einer ausreichend großen Pappe macht das Umschichten auf eine andere Kuchenplatte jedoch möglich. Belegt wird der Kuchen mit Obst wie z. B. mit geraspelten Äpfeln, Zimt und Rosinen. Möglich ist ein Belag mit jeder anderen Frucht. Als Sahneersatz kann man Cashew-Kerne in Wasser einweichen und ganz fein vermahlen. Mit einem starken Mixer entsteht eine feine Creme. Statt Cashew-Kerne kann man auch Mandeln oder Macadamia-Nüsse nehmen.

Die pürierten Nüsse können mit Reis-, Soja- oder Getreidemilch vermischt werden. Wer möchte, kann auch Vanille Aroma aus einer Vanilleschote hinzufügen oder etwas Zimt zugeben. Eine weitere Alternative zur Herstellung einer Ersatzsahne besteht darin, Reis- oder Sojamilch mit ein wenig Zitronensaft und Öl zu vermengen. Die Flüssigkeit dickt ein und kann mit natürlichen Süßungsmitteln gesüßt werden. Zu manchen Kuchen schmeckt auch eine Kokoscreme.

Im Internet oder in Kochbüchern gibt es verschiedene Rezepturen, um Mayonnaise zu ersetzen. Eine Möglichkeit wäre, Kichererbsen zu pürieren und mit Zitronensaft anzureichern, ggf. noch etwas Wasser hinzufügen. An warmen Tagen schmeckt ein Kartoffelsalat mit dem Mayonnaise Ersatz und mit viel frischem und buntem Gemüse hervorragend. Gut geeignet sind Salatgurken, grüne, frische Erbsen (oder Tiefkühlerbsen), roter Paprika, Spargel, Pilze und Kidneybohnen. Aber auch jede andere Gemüseart ist schmackhaft. Bei diesem Salat kann man ohne Reue gerne noch mal einen Nachschlag nehmen.

Eier sollten, wenn überhaupt, nur aus biologischer Haltung stammen, sie sollten annähernd roh gegessen werden, d. h. entweder sehr weich gekocht oder nur ganz kurz gebraten werden. Auf Eier kann man weitestgehend verzichten. Sie sind auf verschiedene Art ersetzbar. Man kann 2 EL Maisstarke mit einer viertel Tasse Wasser vermischen. Oder man verwendet eine halbe Banane zerdrückt. 1 EL Kichererbsenmehl oder Sojamehl ersetzt 1 Ei oder 75 ml pürierter Tofu. Sicher gibt es noch viele weitere Möglichkeiten, Eier zu ersetzen.

Man kann aus Hülsenfrüchten oder aus Hirse eine wunderbare Ersatzbutter herstellen. Dazu die Hülsenfrüchte zuvor 24 Stunden einweichen. Hülsenfrüchte enthalten Enzymunterdrücker. Diese Enzymunterdrücker verhindern das vorzeitige Wachstum der Frucht in der Natur.

Unglücklicherweise unterdrücken sie beim Menschen ebenso Verdauungsenzyme. Dies führt zu einer Unverdaulichkeit im Magen-Darm-Trakt durch die Verdauungssäfte. Erst im Darm werden sie durch Bakterien verdaut. Der Verdauungsprozess durch Bakterien geht mit einer enormen Gasentwicklung einher, was den Hülsenfrüchten einen schlechten Ruf eingebracht hat. Dies muss jedoch nicht sein. Durch das Einweichen werden die Enzymunterdrücker ausgewaschen (wie es in der Natur durch Regen auch geschieht). Danach kann aus der Hülsenfrucht eine neue Pflanze in der Natur wachsen und als Nahrung des Menschen kann sie durch die Verdauungssäfte gespalten werden. Wenn man Hülsenfrüchte essen möchte - gleich ob als Ersatzbutter, Brotaufstrich oder pur mit Beilagen - mag man nicht 24 Stunden warten. Die Lösung ist einfach: Man kann eine größere Menge einweichen und in Portionen einfrieren und bei Bedarf darüber verfügen. Das Einfrieren führt zu keinem Verlust an Nährstoffen. In der Natur findet das gleiche Prinzip statt: im Winter gibt es Bodenfrost und in der kommenden Saison wächst die Pflanze - also hat sie alle Inhaltsstoffe. Das Einweichwasser sollte zwischendurch abgegossen werden, dann die Hülsenfrüchte gar kochen und mit zunächst wenig Wasser pürieren. Auf die gleiche Weise kann man auch mit Hirse eine Ersatzbutter herstellen. Hirse-Ersatzbutter schmeckt neutral, enthält wenig Fett und liefert reichlich Mineralien. Die Ersatzbutter kann man mit Meersalz und / oder Kräutern würzen oder man lässt sie ungewürzt und genießt sie mit süßen Früchten.

Verzichtet wird auf Essen in Konservendosen oder Gläsern wie beispielsweise Obst, Gemüse und fertige Soßen. Sie sind industriell verarbeitet und enthalten eine Reihe von Zusatzstoffen, die teilweise nicht deklariert werden müssen. Die beste alternative Wahl ist frisches Obst und Gemüse, notfalls kann auf Tiefkühlobst bzw. Gemüse zurückgegriffen werden.

Fertiggerichte haben in einer gesunden Ernährung nichts zu suchen. Die industrielle Verarbeitung bedingt eine lange Zutatenliste mit Stoffen, die den Menschen krank machen. Selbst zubereitete frische Lebensmittel schmecken viel besser und fördern die Kreativität.

Milch und Milchprodukte sind in vielen Lebensmitteln enthalten, an die man zunächst gar nicht denken würde. Darunter Wein (Kasein löst Verunreinigungen), Karamellfarbe kann durch Laktose gewonnen werden, Thunfisch in Dosen und sogar Kaugummi.

Milch und Milchprodukte können ersetzt werden durch Mandel-, Haselnuss-, Hanf-, Hafer-, Kokos- oder Reismilch. Sojamilch ist eine weitere Variante, die eingeschränkt empfehlenswert ist. Sojamilch wie auch generell Sojaprodukte enthalten je nach Herkunft Milcheiweiß. Wer Kasein nicht verträgt, wird diese Sojaprodukte auch nicht vertragen. Viele Menschen reagieren allergisch auf Sojaprodukte, wenn sich diese Allergie zurückgebildet hat, kann Soja wieder verwendet werden. Soja enthält Phytoöstrogene. Die Phytoöstrogene können Frauen in den Wechseljahren zugutekommen. Für Männer besteht keine Gefahr durch die Steroide zu verweiblichen. Aber östrogenabhängige Tumore wie Brust- oder Prostatakrebs können durch einen Sojakonsum beschleunigt werden. Bei Sojaprodukten sollte man auf gentechnisch veränderte Sojaprodukte verzichten, leider ist die Kennzeichnungspflicht nicht ausreichend und so kann man nicht immer erkennen, ob das Soja verändert wurde. Mittlerweile sind ca. 72 % des weltweiten Sojaanbaus gentechnisch verändert. Ob das gut ist, mag jeder selber entscheiden!

Fleisch und Fisch sollte man höchstens auf 3 Portionen pro Woche beschränken (dazu zählt auch der Konsum von Wurst!). Das Fleisch sollte guter Qualität sein, daher empfiehlt es sich, als Bezugsquelle einen Biohof zu suchen, wo die Tiere auf Weiden grasen können und ein natürliches glückliches Leben führen können.

Bei allem guten Willen, man ist nur ein Mensch und „sündigt" gelegentlich. Bei Ernährungsfehlern kann man seinem Körper am besten helfen, indem man ihn reinigt. Hierzu 2 gehäufte Teelöffel Bentonit (Mineralerde) in einem großen Glas mit Wasser vermischen und trinken. Am nächsten Morgen nimmt man nochmals 2 Teelöffel Bentonit zusammen mit einem fein vermahlenen Flohsamenschalenpulver, vermischt mit Wasser und zügig trinken. Bentonit hat die Eigenschaft unnatürliche Nahrungsbestandteile wie sie bei der Verdauung von Milch oder Milchprodukten oder durch anderes tierisches Eiweiß entstehen und weitere Giftstoffe sowie Säure aus dem Körper entfernen. Gärprozesse kann Bentonit beenden. Die Gift- und Schadstoffe werden in die Mineralerde eingeschlossen und durch die Flohsamenschalen ausgeschieden.

Obst und Gemüse sind nicht immer gesund!

Der heutige konventionelle Anbau von Obst und Gemüse ist gekennzeichnet durch Monokulturen. Die Böden sind verarmt an Mineralstoffen, sie können der Pflanze nicht mehr das geben, was sie zum Wachsen und Gedeihen benötigt. Das tiefe Umpflügen des Bodens zerstört Regenwürmer, die auf den Feldern mittlerweile nicht mehr existieren, aber natürlicherweise die Bodenstruktur lockern. So faulen verschiedene Obstsorten zu Hause lange, bevor sie richtig reif sind. Das Auftreten der Fäulnis und Schimmelpilzbildung ist ein untrügliches Zeichen dafür, dass nicht alle Elemente, die natürlicherweise im Boden enthalten sind, der Pflanze zum Wachstum zur Verfügung standen. Obst, welches alle Elemente enthält, wird mit zunehmender Lagerung runzelig, behält aber seinen Geschmack.

Empfehlenswert sind biologisch angebaute Obst- und Gemüsesorten. Bei dieser Anbaumethode wird auf Pestizide, die Rückstände im Produkt hinterlassen, verzichtet.

Auf Kunstdünger wird ebenso verzichtet. Wenn es nicht möglich ist den Obst- und Gemüsebedarf aus biologischer Herkunft zu bestreiten, dann bleibt nur der Kauf im Discounter. Man kauft nährstoffarme Lebensmittel, die mit Pestiziden und Herbiziden belastet sind und nebenbei noch Chemie aus der Verpackung aufgenommen haben wie beispielsweise bei durchsichtigen Plastikverpackungen, die Bisphenol A (BPA) oder Phthalaten (DBP) enthalten. Sowohl BPA als auch DBP haben eine östrogenartige Wirkung und sie stehen in Verdacht diverse Erkrankungen auszulösen, u. a. Diabetes.

Wem Bioprodukte zu teuer sind, der muss aber nicht verzagen. Es gibt eine ganz leichte Methode, die Chemiebelastung zu minimieren. Zwar wird das Obst und Gemüse in Bezug auf seine Inhaltsstoffe nicht hochwertiger, aber zumindest können die krankmachenden Chemierückstände entfernt werden. Obst und Gemüse zu waschen ist eine Sache. Aber Wasser alleine ist zu schwach, um die Rückstände aus den Schalen zu lösen. Effektiver ist Essig. Aber Essig ist nicht gleich Essig. Für die Lösung von Schadstoffen aus Obst und Gemüse eignet sich am besten der biologische weiße Essig. Es genügt 1 Teil Essig auf 9 Teile Wasser. Industrieessig erfüllt keine Reinigung der Lebensmittel, im Gegenteil, es drohen bei der Verwendung ernsthafte gesundheitliche Schädigungen. Apfelessig wirkt innerlich, ist aber auch nicht zur Reinigung der Lebensmittel geeignet. Obst und Gemüse wird eine kurze Zeit in dem Essig-Wasser-Gemisch gebadet und anschließend mit klarem Wasser abgespült. Beeren sind für diese Waschung nicht geeignet. Ihre Haut ist zu dünn und zu viel Essig kann in die Frucht eindringen. Der weiße Essig darf etwas trüb sein, es zeigen sich spinnengewebsähnliche Strukturen. Dies ist die sogenannte „Essigmutter", welche die Qualität des Produktes dokumentiert. Dann ist der Essig unbearbeitet, was eigentlich ohnehin völlig überflüssig ist.

Ein gesundes Frühstück für den Diabetiker

Das Frühstück ist die wichtigste Mahlzeit des Tages. Im englischen Sprachgebrauch heißt Frühstück „breakfast", wortwörtlich übersetzt „das Fasten brechen" und dies trifft es ganz genau. Nach einer Nacht ohne Nahrungsaufnahme sind die Zellen hungrig. Es konnte nachgewiesen werden, dass Menschen, die generell auf das Frühstück verzichten, viel häufiger Herzerkrankungen erleiden und bei einem Herzinfarkt eine geringere Überlebenswahrscheinlichkeit haben. Das Frühstück verbessert auch die Fähigkeiten des Gehirns, so kann man sich verbal besser ausdrücken, verfügt über ein besseres Gedächtnis, ist aufmerksamer, kann besser lernen, verfügt über die besseren Problemlösestrategien und die Stimmung wird positiv beeinflusst.

Auf Kaffee muss nicht zwingend verzichtet werden, ein Verzicht ist jedoch ratsam, da Kaffee nicht zu einer gesunden Ernährung gehört aufgrund seines Koffeingehaltes, seiner Reizstoffe und seiner säurebildenden Eigenschaften.

Neben Kräutertee, der sich basisch auswirkt, ist für den Diabetiker Ingwertee günstig, da Ingwer Entzündungen reduziert. Der belebende Effekt des Kaffees kann ersetzt werden durch eine gesunde Alternative (mineralstoffreich, belebend und frei von Reizstoffen): Benötigt wird 1 EL Mandelmus, 1 TL schwarze Melasse, 1-2 TL Kokosöl und eine Prise Ginseng-Pulver (z. B. aus einer Kapsel). Die Zutaten werden mit 400 ml Wasser in einem Mixer schaumig geschlagen und können dann genossen werden.

Jeder mag sein Frühstück anders, der eine bevorzugt ein süßes, ein anderer lieber ein herzhaftes. Wer beispielsweise morgens Toastbrot mit Marmelade gegessen hat, verwendet zunächst ein Bio-Toast-Brot. Dieses ist zumindest schon mal frei von Zusatzstoffen.

Anstelle von Marmelade kann man frische Früchte der Saison in einem Mixer pürieren, dazu entsteinte Datteln geben. Die Datteln enthalten natürliche Süße und sind reichhaltig mit Ballaststoffen ausgestattet. Aufgrund der wasserlöslichen Ballaststoffe dickt die neue „Marmelade“ etwas an. In Gläsern abgefüllt, ist dieser Brotaufstrich im Kühlschrank ein paar Tage haltbar. Der nächste Schritt wäre das Toastbrot aufzugeben, entweder ersetzt durch ein glutenfreies Brot oder durch ein basisches Müsli. Schließlich reicht bei vielen Menschen ein Frühstück bestehend aus Früchten aus oder man kocht (vielleicht am Tag zuvor) ein oder zwei Sorten Pseudogetreide z. B. Hirsebrei und verzehrt es mit der selbst gemachten Fruchtsoße. Heimische Früchte, insbesondere alte Sorten sind zu bevorzugen. Viele Fruchtpflanzen wurden so gezüchtet, dass sie viel Zucker enthalten. Sie schmecken zwar besser, enthalten aber deutlich weniger Mineralstoffe.

Wer gerne Brot mag, sollte sich einen Bio Bäcker im Ort suchen oder damit beginnen sein Brot selbst zu backen. Allerdings sollte man nicht auf fertige Backmischungen zurückgreifen. Man kauft ein vollwertiges Mehl, also Vollkornmehl. Gut geeignet sind Vollkornmehle aus Dinkel, Hafer oder Roggen. Man kann auch verschiedene Mehle mischen. Weiter benötigt man etwas (Meer-)Salz, frische Hefe, Wasser und etwas Süßes. Das Süße kann sogar raffinierter Zucker sein, denn der Zucker dient nur als Treibstoff für die Hefe, sie verbraucht den Zucker. Wenn gute Rückstände im Brot zurückbleiben sollen, kann man auch etwas von einem geriebenen Apfel oder Datteln oder Melasse zugeben. Dies sind schon alle Zutaten für ein vollwertiges Brot. Die Zutaten werden vermischt und der daraus entstehende Teig gut geknetet, anschließend sollte der Hefeteig einige Male gehen, bevor er zu einem Brot geformt und gebacken wird.

Um ein vollwertiges Brot zu backen, muss man nicht den halben Küchenvorrat hinzugeben, es wird vollwertig durch die Beilagen. Je nach Geschmack kann man jedoch eine Vielzahl an gesunden Zutaten hinzugeben.

Beispielsweise Nüsse, Sonnenblumenkerne, Kürbiskerne, Kräuter, geröstete Zwiebeln usw., der Fantasie sind keine Grenzen gesetzt. Das selbstgebackene Brot wird mit Ersatzbutter bestrichen (z. B. pürierter Hirse) und belegt mit Aufschnitt aus Sojaprodukten. Diesen gibt es in verschiedenen Geschmacksrichtungen wie z. B. Salami, Schinken, usw.

Wer Brotaufstrich mag, kann diesen auf Gemüsebasis selber herstellen. Hervorragend geeignet sind Hülsenfrüchte. Sie können nach dem Kochen mit vielen Gewürzen, Kräutern sehr schmackhaft zubereitet werden. Püriert lassen sie sich auf dem Brot wie eine Creme auftragen. Interessante Varianten ergeben sich auch durch andere gedämpfte Gemüsesorten (Möhren, Auberginen, etc.), die püriert und mit Kräutern gewürzt auf das Brot kommen. Nüsse, Tofu, Miso und Algen können ebenso Eingang in die neue Ernährung als Brotaufstrich finden. Schließlich kann man ein Avocadomus mit Tomaten und einem Bio-Kräutersalz probieren. Gekeimte Sonnenblumenkerne püriert und gewürzt sind ein Gaumenschmaus.

Anstelle von Brot sind Gemüsesuppen einfach in der Herstellung und dennoch schmackhaft. In Asien wird oftmals bereits zum Frühstück eine kräftige Misosuppe gegessen.

Zu einem herzhaften Frühstück passt wunderbar gedämpftes Gemüse, welches mit ein paar Tropfen eines hochwertigen Öls besprüht oder beträufelt werden sollte.

Transfettsäuren sollten unbedingt gemieden werden, sie machen dick und erhöhen den Cholesterinspiegel. Sie sind genau genommen keine Lebensmittel, sondern Schmierstoffe. Sie entstehen durch starkes oder wiederholtes Erhitzen von ungesättigten Fettsäuren oder durch die Härtung von Fetten. Transfettsäuren führen zu vielen verschiedenen Stoffwechselproblemen, vor allem fördern sie die Entstehung von Herzerkrankungen und Diabetes.

Anstelle von Transfettsäuren sollte man bei der Zubereitung der Mahlzeiten hochwertige Öle verwenden. Hochwertig sind Öle wie Traubenkernöl, Leinöl, Mandelöl, kaltgepresstes Olivenöl extra vergine, Avocadoöl, Hanfsamenöl oder Kokosöl. Eine Stufe schlechter, aber immer noch gut sind Färberdistelöl und Sonnenblumenöl. Ideal ist es, wenn man im Laufe einer Woche zwischen verschiedenen Ölsorten wechselt, so steigt die Chance eine gute Balance zwischen Omega-3, Omega-6 und Omega-9-Fettsäuren zu erzielen.

Auf Margarine sollte man aufgrund ihres Gehaltes an Transfettsäuren gänzlich verzichten. Butter ist eine schlechte Alternative (Milchprodukt), aber Butter ist immer noch besser als Margarine.

Ernährungsfehler vermeiden

Wer generell nicht so einschneidend seine Essgewohnheiten ändern möchte, sollte sich selbst den Gefallen erweisen und zumindest auf Weizenprodukte in jeglicher Form vollständig verzichten. Ratsam ist es, den Fleischkonsum zumindest einzuschränken und sich einmal bewusst vor Augen zu führen, wie häufig man pro Tag Fleisch oder Fleischprodukte zu sich nimmt. Idealerweise kauft man seinen Fleischbedarf regional aus biologischer Haltung, der höhere Preis zahlt sich geschmacklich aus. Wenn man auf Milch und Milchprodukte nicht verzichten möchte, sollte man auch hier versuchen, den Konsum zumindest einzuschränken. Stattdessen sollte man verstarkt zu Rohkost greifen, Obst, Gemüse und Salate. Gemüse sollte frisch eingekauft und verarbeitet werden, möglichst aus regionalem Anbau in Bioqualität.

Entgegen irreführender Herstellerangaben (beispielsweise „erntefrisch verarbeitet"), konnte in Testreihen gezeigt werden, dass der Verlust an Vitaminen bei Tiefkühlgemüse immens ist.

Frischer Spinat enthält selbst nach 4-tägiger Lagerung im Kühlschrank immer noch mehr Vitamine als tiefgefrorener. Je mehr sich das Verfalldatum auf der Packung von Tiefkühlgemüse nähert, desto größer sind die Verluste. Wer dennoch zu Tiefkühlgemüse greift, sollte darauf achten, dass keinerlei Zusatzstoffe hinzugefügt wurden, auch keine Gewürze, denn auch ihnen werden schädliche Zusatzstoffe wie Stabilisatoren, Emulgatoren, Geschmacksverstärker etc. hinzugefügt. Frisches Gemüse sollte - sofern es nicht roh verzehrt wird - schonend gegart werden, am besten kurz dünsten, es darf ruhig noch „knackig" sein.

Die Aufnahme eines oder mehrerer Superfoods in das tägliche Programm nimmt ebenso wenig Zeit in Anspruch und ist überall umsetzbar.

Der Darm entscheidet über den Heilungsprozess

Ein kranker Darm ist die Ursache sehr vieler Erkrankungen. Nicht nur typische Erscheinungen wie Verstopfung und Entzündung des Darmes sind auf eine Dysbalance der Darmflora zurückzuführen, sondern auch viele Allergien, Asthma, ADHS, Störungen des Immunsystems wie z. B. Autoimmunerkrankungen, Rheuma, Gicht, Arthrose oder andere Gelenkbeschwerden, immer wiederkehrende Pilzinfektionen und auch **Diabetes**. Ein ungesundes Verhältnis der Darmflora ist häufig der Grund für eine Unverträglichkeit gesunder Nahrungsmittel.

In einer Studie, veröffentlicht in „Nature", konnte gezeigt werden, dass die Dysbalance der Darmbakterien, also das Verhältnis von nützlichen zu schädlichen Bakterien, zur Frühdiagnostik bei Diabetes herangezogen werden kann. Die Dysbiose (Gleichgewichtsstörung der Darmflora) ist feststellbar, bevor die Erkrankung Diabetes vorliegt. Mit einer ausgeglichenen Darmflora kann man das Risiko an Diabetes zu erkranken deutlich senken. In einer dänischen Studie konnte gezeigt werden, dass Diabetiker besonders häufig ein Missverhältnis zwischen „guten" und „schlechten" Darmbakterien aufwiesen. Zu diesem Ergebnis kam die Studie bei chinesischen Patienten, aber auch in einer weiteren Untersuchung dänischer Diabetiker.

Eine Darmflora ist gesund, wenn sie zu etwa 85 % aus Milchsäurebakterien und zu 15 % aus Fäulnisbakterien besteht. Bei den meisten Menschen liegt das Verhältnis umgekehrt vor. Zu der Fehlbesiedlung kommt es durch Einnahme von Antibiotika und einer schlechten Ernährung (eine Ernährung, die weit verbreitet und üblich ist, aber deshalb nicht weniger schädlich ist mit viel Fleisch, Zucker und ballaststoffarme Kohlenhydrate).

Die Darmflora wieder herstellen und die Blutzuckerwerte damit verbessern

Diabetiker haben oft einen vermüllten Darm, daher gilt es den Darm zu reinigen, ihn von Blähungen und Fäulniszuständen zu befreien und anschließend eine gesunde Darmflora aufzubauen. Eine Darmreinigung sollte ein- bis zweimal pro Jahr durchgeführt werden und ist zusammen mit einer weitestgehend naturbelassenen Ernährung ein Garant für Wohlbefinden, Lebensenergie und Gesundheit. Wie stark man die Verbesserung des Gesundheitszustandes nach einer Darmreinigung verspürt hängt ab von der Ausgangslage (Grad der Belastung mit Schlacken, Schwermetallen, Toxinen und die Ausprägung der Fehlbesiedlung des Darms). Entscheidend ist aber auch die Art und Intensität der Darmreinigung. Eine gründliche Darmreinigung kann 3 Monate lang durchgeführt werden, sie kann aber auch nur 10 Tage – dann weniger gründlich - umgesetzt werden. Die Dosierung der Hilfsmittel bestimmt ebenfalls den Grad des Reinigungseffektes, eine Einnahme, die 2-3-mal täglich erfolgt ist gründlicher als nur eine einmalige Einnahme z. B. in halber Dosierung pro Tag. Einige Nahrungsergänzungsmittel können die Darmreinigung sinnvoll unterstützen. Sie helfen, den Darm gründlicher von Altlasten zu befreien.

Nach erfolgter Darmreinigung sollte die Ernährung im Sinne der Heilung der Diabetes-Erkrankung, aber auch im Sinne des Erhalts einer gesunden Darmflora, basenüberschüssig mit vielen Vitalstoffen sein. Schlechte, alte Ernährungsgewohnheiten machen sonst schnell einen erzielten Erfolg zunichte und führen erneut zu Verschlackung und einer Anreicherung mit Giftstoffen.

Für eine effektive Darmreinigung sind drei Produkte notwendig:

- **Flohsamenschalenpulver (sehr fein vermahlen)**
- **Bentonit**
- **Probiotika**

Ablagerungen an den Darmwänden werden durch Flohsamenschalenpulver gelöst, ebenso Stoffwechselendprodukte und Giftstoffe, die sich an den Darmwänden festgesetzt haben (dies geschieht verstärkt, wenn Fleisch, Milch und Milchprodukte verzehrt werden). Nicht oder nur grob vermahlenes Flohsamenschalenpulver ist in seiner Wirkung weniger stark und bei manchen Menschen weniger gut verträglich.

Bentonit ist eine besondere Sorte Heilerde. Ein hochwertiges Produkt enthält mindestens 90 % Montmorillonit, ein Dreischichtsilikat mit hervorragenden absorbierenden Eigenschaften. Bentonit bindet die vom Flohsamenschalenpulver gelösten Giftstoffe, Ablagerungen und schädliche Bakterien, die dann mit dem Stuhl ausgeschieden werden.

Probiotika enthalten lebende Mikroorganismen, die in flüssiger Form oder als Kapsel eingenommen werden können. Präbiotika hingegen unterstützen lediglich das Wachstum bereits vorhandener Milchsäurebakterien (Laktobakterien) im Darm. Ein Aufbau einer gesunden Darmflora muss behutsam geschehen, denn eine zu rasche Änderung der Darmbewohner kann sich schnell in Befindlichkeitsstörungen äußern, besonders in Verdauungsbeschwerden. Für den Laien kann es schwierig sein, sich auf dem Markt unter den vielen Präparaten zurechtzufinden.

Deswegen sollte man unbedingt auf die Zusammensetzung der Bakterienkulturen achten und nur die Kulturen kaufen für die eine Unbedenklichkeitsprüfung besteht. Dies sind die Milchsäurebakterien wie beispielsweise Bifidobacterium longum, Lactobacillus rhamnosus, Lactobacillus casei, Bifidobacterium bifidum und Lactobacillus acidophilus. Für den Therapieerfolg entscheidend das lebendige Ankommen der Bakterien. Normalerweise werden Bakterien im Magen von der extrem sauren Magensäure unschädlich gemacht. Die Säure unterscheidet nicht zwischen schädlichen und nützlichen Bakterien. Somit sind alle probiotischen Lebensmittel ziemlich wertlos – außer für den Hersteller, der daran verdient. Nutzlos sind auch probiotische Präparate, die in flüssiger Form vorliegen. Hochwertige probiotische Präparate enthalten lebende Bakterien in einer Kapsel, welche die Magensäure übersteht und sich erst im Darm öffnet. Wichtig ist eine regelmäßige Einnahme in ausreichend hoher Dosierung. Um eine Veränderung herbeizuführen, müssen täglich 2-10 Milliarden Mikroorganismen aufgenommen werden. Bei einer unregelmäßigen Einnahme oder bei zu geringer Dosierung wird sich kein Effekt einstellen. Bei Probiotika hat sich eingebürgert die Anzahl der Mikroorganismen in CFU (= Colony Forming Unit) oder in KbE (= Koloniebildende Einheit) anzugeben. Bei Menschen, die Antibiotika eingenommen haben oder die sich in der Rekonvaleszenz befinden, sollten täglich 20 Milliarden Einheiten einnehmen. Bei der Auswahl eines Produktes hilft das Lesen von Erfahrungsberichten.

Empfohlen werden können die Produkte „Darmflora-Kapseln" von Sinoplasan, LACTOBACT Metabolic Kapseln , Combi Flora®, Darmflora plus select von Dr. Wolz oder auch Probiolac von Aavalabs. Die beispielhaft aufgeführten Podukte sind über den Hersteller, über Amazon, Apotheken (auch im Internet) oder anderen gut geführten Internet Anbietern zu beziehen. Die Liste ist bei weitem nicht vollständig, begeben Sie sich ruhig auf die Suche oder Fragen bei der Apotheke Ihrer Wahl nach.

Die aufgezählten Komponenten können durch weitere Wirksubstanzen sinnvoll ergänzt werden, damit die Entgiftung und Selbstheilung effektiver verläuft. Sie sind nicht zwingend erforderlich und es sollten keinesfalls alle in Kombination eingenommen werden, sondern je nach individuellem Bedarf ausgewählt werden.

Bei einem übersäuerten Organismus neutralisiert ein natürliches siliziumreiches Mineralstoffpräparat mit Spurenelementen den angeschlagenen Körper. An einer Übersäuerung leiden ca. 80-90 % aller Menschen. Ein natürliches Mineralstoffpräparat enthält die Mineralstoffe in einer Form, die der Körper gut verwerten kann, während synthetische Basenpräparate weniger gut entsäuern und mitunter sogar schädlich sein können. Ihre geringe Bioverfügbarkeit führt zu Ablagerungen im Zwischenzellraum und kann auf lange Sicht die Ursache für verschiedene Erkrankungen sein.

Ein hervorragendes natürliches Mineralstoffpräparat ist die Sango Meereskoralle, sie weist ein außergewöhnlich günstiges Verhältnis zwischen Phosphor und Calcium auf und enthält alle wichtigen Mineralien sowie Spurenelemente. Die Sango Meereskoralle wird unter staatlicher Kontrolle abgebaut. Es handelt sich um abgestorbene Korallenriffe.

Eine Top Alternative zur Sango Meereskoralle ist die Spirulina Alge, zur Gattung der Cyanobakterien gehörend, mit einem Mineralstoffanteil von 5,5 % und einem Gehalt an wichtigen Vitaminen (A, B, E und K). Sie wird kultiviert und von vielen Anbietern auf Schadstoffe kontrolliert angeboten.

Gegen Pilzinfektionen, Viren und schädliche Bakterien ist ein Grapefruitkernextrakt auf eine natürliche Art hochwirksam. Gewonnen wird dieser Extrakt aus den Kernen der Frucht und aus Anteilen der Schale. Nützliche Bakterien werden jedoch vom Extrakt nicht abgetötet und ist damit jedem Antibiotikum gegenüber überlegen.

Auch gegenüber einem Antimykotikum ist es überlegen, denn es zerstört nicht die Zellwände, sodass die Abbauprodukte nicht in den Körper gelangen und andere Erkrankungen auslösen können. Zusätzlich enthält der Grapefruitkernextrakt reichlich Bioflavonoide, Antioxidantien und es neutralisiert freie Radikale, es fördert außerdem eine Gewichtsreduktion.

Wenn die Entgiftung des Organismus bei der Darmreinigung im Vordergrund steht, dann empfiehlt sich die Einnahme von Chlorella-Algen. Sie können Gifte und Schwermetalle im Körper binden und sie schadlos über den Darm aus dem Körper ausleiten.

Zur Ausleitung von Giftstoffen im Körper ist das Pulver der Yucca-Palme gut geeignet. Ihr Gehalt an Saponine beträgt nahezu 50 %. Saponine emulgieren Fette und lösen die oberste Schicht im Darm ab. Die darunterliegende Zellschicht kann Nährstoffe besser aufnehmen. Allerdings kann die Einnahme bei empfindlichen Menschen zu unerwünschten Erstreaktionen führen, daher ist eine einschleichende Dosierung ratsam. Am ersten Tag nimmt man eine Kapsel am Morgen, am zweiten Tag eine Kapsel je morgens und abends, am dritten Tag je eine Kapsel morgens, mittags und abends und steigert die Dosierung bis zu 3 mal 2 Kapseln. Wenn Erstreaktionen auch dann noch auftreten, dann kann eine geringe Dosierungsstufe mehrere Tage beibehalten werden, bevor man zur nächsthöheren Dosierung übergeht. In besonders schwerwiegenden Fällen kann die Dosierung bis zu einer Gesamt-Tagesmenge von 12 Kapseln gesteigert werden. Die Einnahme sollte bis zur spürbaren Besserung des Wohlbefindens eingenommen werden.

Gerstengrassaft enthält viele Vitalstoffe (Mineralien, Spurenelemente, Vitamine und einige andere wertvolle Inhaltsstoffe wie Antioxidantien, Enzyme und sekundäre Pflanzenstoffe).

Gerstengrassaft hemmt Entzündungen und hilft dem Verdauungssystem, indem es die Bildung einer gesunden Darmflora fördert sowie den Wassergehalt im Stuhl reguliert. So kommt es weder zu Verstopfungen noch zu Durchfällen. Die Neubildung der Darmschleimhaut wird angeregt. Der hohe Gehalt an Chlorophyll bietet einen Schutz vor Darmkrebs.

Viele Menschen leiden an einem Parasitenbefall im Darm, ohne ihn zu bemerken. Klassischerweise handelt es sich um Würmer (Band-, Faden-, Peitschen-, Spul-, Maden- und Hakenwürmer). Es ist aber auch ein Befall mit Amöben, Giardien und anderen Kleinlebewesen möglich. Man geht davon aus, dass jeder zweite Mensch betroffen ist und das Fehlen jeglicher Symptome macht den Parasitenbefall so gefährlich. Der Befall eines Menschen mit Parasiten im Ei-Stadium ist möglich über Lebensmittel, Trinkwasser, Haustiere und durch sexuelle Aktivität. Ein geschwächtes Immunsystem macht es den Parasiten einfach, sich zu vermehren. Sie verletzen die Darmschleimhaut und durch ihre giftigen Stoffwechselprodukte schädigen sie immens die Gesundheit des Menschen (vor allem sind die Organe Darm, Leber und Immunsystem betroffen). Die Stoffwechselgifte können über die Blutbahn und über die Lymphflüssigkeit im gesamten Körper verteilt werden und Entzündungen hervorrufen, damit ist auch die Bauchspeicheldrüse gefährdet. Dieser Zusammenhang wird von Ärzten völlig ignoriert. Eine Stuhlprobe ist kein geeignetes Diagnose-Kriterium, denn es wird immer nur eine kleine Menge Stuhl untersucht und nicht die Gesamtmenge.

Der beste Schutz vor Darmparasiten ist eine basenüberschüssige Ernährung, denn die Parasiten lieben ein saures Milieu. Sie rauben dem Körper wichtige Vitalstoffe für sich selbst. Selbst, wenn die Vitalstoffe in ausreichender Menge mit der Nahrung aufgenommen werden, stehen sie dem Körper nicht zur Verfügung. Weißmehlprodukte, Zucker, Fleisch, Milch und Milchprodukte hingegen bieten ideale Lebensbedingungen für die Parasiten.

Stilles Mineralwasser oder gefiltertes Leitungswasser in ausreichender Menge ist ebenso wichtig im Kampf gegen die Parasiten.

Zur Behandlung von Parasiten stehen verschiedene Heilkräuter zur Verfügung. Dreimal täglich 2-3 Tropfen eines konzentrierten Oregano-Öls, auch als Kapsel erhältlich mit einem hohen Anteil an Carvacrol, hilft Parasiten zu bekämpfen. Wermut ist der Klassiker in der Parasitentherapie. Reines Wermutöl sollte keinesfalls eingenommen werden, es ist toxisch, als Tee, Flüssigextrakt oder als Kapsel ist es sehr wirkungsvoll. Knoblauch hat sich bewährt im Kampf gegen Spul- und Bandwürmer und gegen Giardien (Geisseltiere). Es genügt täglich abends eine große Zehe, vor dem Schlafengehen zu essen. Natives Bio-Kokosöl enthält Laurinsäure, die nicht nur Parasiten, sondern auch Pilzerkrankungen bekämpft. Die täglich eingenommene Menge richtet sich nach dem Körpergewicht, bei einem Körpergewicht von 79 kg sollten pro Tag mindestens 4 Esslöffel eingenommen werden (im Salat, und anderen Speisen). Die Kalorien, die durch das Öl aufgenommen werden, sollten durch körperliche Betätigung verbraucht werden. Bei einem geringeren Körpergewicht reichen geringere Mengen. Die Schale der Schwarzwalnuss als Extrakt in Tropfen- oder Kapselform hat sich bei Parasitenbefall und bei Pilzinfektionen bewährt. Die Blätter des Olivenbaums sind als Extrakt erhältlich. Die Inhaltsstoffe bekämpfen nicht nur Parasiten, sondern sie wirken auch antibakteriell und antiviral, stärken das Immunsystem und hemmen Entzündungen. Kürbiskerne enthalten Piperazin. Dieser Wirkstoff lähmt Band- und Spulwürmer, so können diese mit dem Stuhl ausgeschieden werden.

Entgiften und Entsäuern – Was ist zu beachten?

Bei einer Entgiftung kann es zu unerwünschten Nebenwirkungen kommen – muss es aber nicht. Je nach Belastung mit Stoffwechselgiften, Schwermetallen etc. kann es zu Kopfschmerzen kommen, Ermüdungserscheinungen, unreiner Haut, Verdauungsproblemen oder es kommt zu einer Verstärkung aktueller Beschwerden. Sie signalisieren das Freisetzen vieler Giftstoffe mit einem Schwung. Treten diese Symptome auf und sind sie schwer erträglich, so empfiehlt sich eine Reduktion der Dosierung und der Anzahl der Einnahmen, während gleichzeitig die Trinkmenge erhöht wird.

Eine Darmreinigung macht nur dann Sinn, wenn die Ernährung idealerweise basisch ist *(Kapitel „Das A und O einer gesunden Ernährung")* und weitestgehend von Reiz- und Giftstoffen freigehalten wird. Daher sollte zumindest in dieser Zeit auf Kaffee, schwarzen Tee, Alkohol und Nikotin verzichtet werden. Wer auf seinen Kaffee überhaupt nicht verzichten kann, sollte die Menge auf 2 Tassen täglich beschränken.

Je nach gewünschter Intensität und Verträglichkeit sieht der Plan zur Darmreinigung unterschiedlich aus. Generell gilt jedoch, Bentonit kann zusammen mit dem Flohsamenschalenpulver mit Wasser gemischt eingenommen werden. Nach dem Mischen mit Wasser sollte die Lösung umgehend getrunken werden, andernfalls dickt das Flohsamenschalenpulver das Wasser an und man muss es löffeln, geschmacklich nicht gerade ein Hochgenuss. Diese Quellfähigkeit des Flohsamenschalenpulvers bewirkt gerade die reinigende Wirkung im Darm. Die Bentonit-Flohsamenschalen-Mischung kann 1 Stunde vor dem Essen oder 1-2 Stunden danach getrunken werden. Bei einer intensiven Darmreinigung trinkt man täglich 3-4-mal diese Mischung über einen Zeitraum von 6-8 Wochen.

Die Therapie beginnt in der ersten Woche mit einer Mischung pro Tag und ab der zweiten Woche steigert man auf zwei Mischungen pro Tag. Ab der dritten Woche kann man täglich 3 Mischungen pro Tag trinken. Vor dem Beenden der Therapie trinkt man in der letzten Woche nur noch 1 Mischung pro Tag. Bei einer weniger intensiven Kur trinkt man nur die halbe Menge und / oder verkürzt die Dauer. Gleiches gilt für empfindliche Menschen.

Wer ärztlich verordnete Medikamente einnehmen muss, sollte einen zeitlichen Abstand von 3 Stunden einhalten, denn sie werden vom Organismus als Giftstoffe erkannt und würden mithilfe der Bentonit-Flohsamenschalen-Mischung entgiftet werden bevor sie ihre Wirkung entfalten können.

Das ausgewählte Probiotikum wird zum Essen eingenommen und die Bentonit-Flohsamenschalen-Mischung entweder 1 Stunde vor der Mahlzeit oder 2 Stunden danach eingenommen. Die Anzahl der Einnahmen richtet sich nach der Packungsbeilage, meistens zweimal täglich.

Mineralstoffergänzungen nimmt man vor der Bentonit-Flohsamen-Mischung ein oder mit ihr zusammen, nicht aber zusammen mit einer Mahlzeit.

Den Grapefruitkernextrakt nimmt man zweimal täglich ein, morgens nüchtern eine viertel Stunde vor Einnahme der Bentonit-Flohsamenschalenpulver-Mischung und abends vor dem Zubettgehen jeweils 5 Tropfen vermischt mit stillem Wasser.

Chlorella-Algen nimmt man zu den Mahlzeiten ein, die Dosierung sollte je nach vermuteter Belastung gewählt werden, ältere Menschen nehmen eine höhere Dosierung als jüngere Menschen.

Gerstengraspulver oder Gerstengrassaft kann vermischt werden mit Säften, Wasser und ist eine gute Ergänzung zu Smoothies oder wird in nicht mehr heißen Suppen eingerührt.

Heilpflanzenextrakte zur Bekämpfung von Parasiten nimmt man entsprechend der Angaben des Herstellers ein.

Die Entgiftung und Entsäuerung beschleunigen!

Eine leichte sportliche Betätigung unterstützt den Körper bei der Entgiftung. Für den Anfänger empfiehlt sich der Einstieg mit einem täglichen halbstündigen Spaziergang, Fahrrad fahren, leichte Gymnastik oder Schwimmen. Die Freude an der Bewegung steigt, indem man die Sportarten abwechselnd durchführt.

Die Entgiftung und Entsäuerung wird sinnvoll unterstützt durch das Trinken frisch gepresster Gemüsesäfte oder durch natürliche basische Getränke wie Kräutertee, selbstgekochter Gemüsebrühe (ohne Zusatz von Bouillon). Heilkräutertee oder auch Pulver der Kräuter vom Löwenzahn, Brennnessel, Weizengras oder Petersilie unterstützen die Leberfunktion. Auch Bitterstoffe eignen sich hervorragend zur Unterstützung der Leber, wie sie in Gemüsesorten wie Chicorée, Artischocken oder Endiviensalat vorkommen.

Einläufe helfen gelöste Giftstoffe und Ablagerungen schneller aus dem Enddarm, zu entfernen. Sie tragen erheblich dazu bei ggf. auftretende Begleitsymptome der Entgiftung, zu mildern. Regelmäßig durchgeführt haben Einläufe eine Art Massageeffekt auf den Darm, der über Reflexpunkte den Darm stärkt und Impulse freisetzt, welche die Selbstheilungskräfte des Körpers mobilisieren. Einläufe kann man leicht mit einem Irrigator durchführen, der bereits für wenige Euro im Handel erhältlich ist. Man sollte seine Scheu vor Einläufen ablegen, denn sie sind wohltuend.

Auch Massagen des Bauches fördern die Darmperistaltik und damit die Ausscheidung von Ablagerungen.

Dazu kann man z. B. morgens, wenn man noch im Bett liegt, für 10-15 Minuten die Region rund um den Bauchnabel im Uhrzeigersinn massieren.

Mit der täglichen Körperhygiene kann man ebenfalls zur Entsäuerung und Entgiftung des Körpers beitragen. Eine tägliche Bürstenmassage fördert die Durchblutung der Haut und trägt dazu bei, Gifte und Schlacken nach außen zu befördern.

Die Colon-Hydro-Therapie, durchgeführt von Heilpraktikern, ist eine gute Möglichkeit, den Darm zu reinigen. Sie leistet allerdings keine generalisierte Entgiftung des Körpers.

Stress führt zu Übergewicht und Diabetes

Stress erhöht den Blutzuckerspiegel und kann unter Umständen eine Diabetes-Erkrankung auslösen. Forscher von der Universität in Tel Aviv fanden heraus, dass Menschen mit einem Burn-out-Syndrom viel eher Gefahr laufen an Diabetes zu erkranken als stressfreie Personen.

Dabei spielt das Hormon Kortisol eine bedeutende Rolle. Es wird nach einer akuten Stresssituation ausgeschüttet und soll den Körper vor den Folgen dieser Stresssituation schützen. Kortisol ist in gesunden Mengen lebensnotwendig, denn es kann bei Entzündungen helfen und schützt vor einem hyperaktiven Immunsystem.

In größeren Mengen kann Kortisol dick machen. Es begünstigt die Bildung des gefährlichen inneren Bauchfetts, denn die Zellen des Bauchfetts sind besonders gut in der Lage, Kortisol zu binden, weil ihre Rezeptoren dafür ausgelegt sind. Kortisol ist auch für Heißhungerattacken und das Verlangen nach ungesundem Essen verantwortlich. Zudem blockiert es die Insulinwirkung.

Man sollte negativen Stress versuchen zu vermeiden, denn ein ständig erhöhter Kortisolspiegel ist ein Faktor für Übergewicht und Diabetes.

Leider kommt es heute häufig zu Dauerstress, sei es im Beruf, oder auch Privat. Depressionen können ebenfalls einen dauerhaft erhöhten Kortisolspiegel bewirken.

Forscher am Ludwig Boltzmann Institut für Krebsforschung in Wien fanden im Jahr 2016 bei Studien an Mäusen heraus, dass wenn man die Rezeptoren, also die Andockstationen einer Zelle, für das Kortisol unterbindet, die Mäuse weniger oft an Diabetes erkrankten und auch kaum an Gewicht zunahmen, obwohl sie üppig und fettreich ernährt wurden.

Für die Zukunft wäre demnach eine Therapie möglich, bei der ein Medikament den Stresshormonrezeptor im Fettgewebe blockiert und somit Übergewicht und Diabetes vermeidet. Hierzu sind jedoch weitere Studien erforderlich.

Solange es dieses Medikament noch nicht gibt, sollte man den Stress durch eine geeignete Therapie abbauen.

Stressabbau durch die „Progressive Muskelentspannung nach Jacobson"

Je früher Stress abgebaut wird, desto besser für unsere Gesundheit. Die „Progressive Muskelentspannung nach Jacobson" wirkt bei Schlafstörungen, Bluthochdruck, Stress, Diabetes, Kopfschmerzen und Erregungszuständen.

Sie kann im Liegen durchgeführt werden. Die Kleidung soll bequem sein und die Raumtemperatur angenehm warm, damit die Muskulatur nicht auskühlt. Die Unterlage kann ein nicht zu harter Teppich oder eine Bodenmatte, wie beim Sport, sein.

Wenn Sie diese Übung anwenden, sollten Sie auf folgende 3 Punkte achten!

1. Die Muskeln sollen so fest wie möglich angespannt werden.

2. Diese Anspannung soll für ca. 7 Sekunden gehalten werden.

3. Nach 7 Sekunden soll die Muskulatur schlagartig entspannt werden, auf keinen Fall langsam entspannen.

Man begibt sich in Rückenlage, spreizt die Arme ein wenig vom Körper, die Handinnenflächen zeigen zur Decke, damit sich die Schultern besser entspannen können.

Die Beine werden ebenfalls leicht gespreizt, die Füße zeigen locker nach außen, damit das Hüftgelenk sich besser entspannen kann.

Nun schließt man die Augen und atmet langsam mit der Bauchatmung (Zwerchfell) 4 Mal tief aus und ein und fühlt, wie man beim Ausatmen in den Boden einsinkt, die Muskulatur bleibt locker und entspannt.

Nun wird die rechte Hand zur Faust gemacht und beugt den Arm mit der Hand in Richtung der Schulter so, als wenn man sie berühren möchte. Nun spannt man den rechten Arm komplett und so feste wie möglich an, die Atmung bleibt dabei fließend. Nach ca. 7 Sekunden lässt man die Anspannung schlagartig los und der Arm wird wieder entspannt auf den Boden gelegt. Man atmet 4 Mal ein und aus und spürt dabei die Entspannung von den Fingerspitzen bis zum Schultergelenk. Der Vorgang wird nun mit dem linken Arm wiederholt. Danach nimmt man beide Arme und spannt maximal 7 Sekunden an, um danach wieder zu entspannen.

Als Nächstes wird das Gesicht angespannt, und zwar so, als wenn man in eine saure Zitrone beißt, auch hier wieder mit der maximalen Anspannung. Man runzelt die Stirn, rümpft die Nase, presst die Zähne aufeinander, spannt die Kiefermuskulatur an und entspannt nach 7 Sekunden komplett. Bei der Entspannung achtet man darauf, wie sich die einzelnen Partien entspannen.

Nun wird die Nackenmuskulatur beansprucht, hierzu drückt man den Hinterkopf so fest wie möglich in den Boden, um nach 7 Sekunden wieder zu entspannen. Man spürt nach dem Entspannen wie sich der Nacken und die Region um den Nacken anfühlen.

Es geht weiter mit den Schultern, dem Rücken und dem Bauch. Die Schultern werden in den Boden gedrückt, der untere Rücken ebenfalls auf den Boden gedrückt und die Region um den Bauchnabel fest angespannt.

In den 7 Sekunden ganz normal weiteratmen. Danach entspannen und spüren, wie sich die Entspannung in den Körperteilen anfühlt.

Nun konzentriert man sich auf das rechte Bein. Die rechte Fußspitze wird Richtung Kopf angespannt, das Bein leicht im Kniegelenk gebeugt und die Ferse nun fest in den Boden gedrückt. Nun wird die komplette Beinmuskultur von den Zehenspitzen bis zur Gesäßmuskulatur maximal für 7 Sekunden angespannt. Bei der Entspannung ruhig weiteratmen und das rechte Bein spüren. Dabei mal einen Gefühlsvergleich zum linken Bein ziehen. Dieser komplette Vorgang wird nun mit dem linken Bein wiederholt.

Danach werden beide Beine gleichzeitig angespannt und wieder entspannt, auch hier wieder die Körperteile spüren und ganz entspannt weiteratmen.

Zum Schluss wird der ganze Körper nach und nach angespannt. Man beginnt mit beiden Armen, dann das Gesicht, der Nacken, die Schultern, der Rücken, der Bauch und beide Beine. Die maximale Anspannung nach 7 Sekunden loslassen und die Entspannung spüren, wie sie sich im ganzen Körper verteilt und wie sich die Wärme gleichzeitig ausbreitet. Normal weiteratmen und für eine Weile ganz ruhig liegenbleiben.

Nun atmet man mit der Bauchatmung einige Male tief ein und aus um sich danach zu strecken, so als wenn man gerade aufgestanden wäre.

Danach langsam aufsetzen, um den Kreislauf nicht zu überfordern.

Versuchen Sie sich täglich mit dieser Methode zu entspannen. Nach kurzer Zeit werden Sie feststellen, dass ihr ganzer Organismus darauf reagiert und Sie sich viel besser fühlen werden.

Sport und Bewegung – Optimale Diabetes Killer

Bewegung ist der Katalysator, um in Verbindung mit einer ausgewogenen vitalstoffreichen Ernährung, einer Diabetes Erkrankung zu Leibe zu rücken.

Ein Mangel an Bewegung ist eine der Hauptursachen für Diabetes Typ 2. Sich körperlich betätigen bedeutet auch den Blutzuckerspiegel zu senken und die Insulinempfindlichkeit der Zellen zu verbessern. Leider lässt dieser Effekt nach ca. 2 Tagen wieder nach, deswegen ist regelmäßige Bewegung wichtig. Durch Sport und Bewegung lässt sich der Blutzuckerlangzeitwert HbA1c enorm senken. Betroffene können nach wenigen Wochen die verschriebenen Medikamente, in Absprache mit dem Hausarzt, reduzieren evtl. sogar ganz weglassen. Wichtig ist dabei aber auch eine ausgewogene vitalstoffreiche Ernährung, wie im Buch beschrieben.

Sich sportlich betätigen bedeutet unter anderem auch Stress abzubauen und das Glückshormon Serotonin zu aktivieren. Ein weiterer großer Vorteil: Man reduziert sein Körperfett, welches einer Heilung bei Diabetes im Wege steht.

Nur welche Sportarten sollte man ausüben? Im Grunde reicht ein täglicher aber intensiver Spaziergang von 30 Minuten aus, um den Stoffwechsel anzuregen. Neueste Studien belegen, dass eine anstrengende Tätigkeit von 10 Minuten pro Tag bereits dienlich erscheint.

Wer stark übergewichtig ist oder bisher gar keinen Sport betrieben hat, sollte langsam anfangen. Man sollte nicht von 0 auf 100 sich völlig verausgaben, dabei zieht man sich meist nur Verletzungen zu, die dann zum Aussetzen zwingen und man sollte sich auch sonst nicht überfordern. Viel wichtiger sind die regelmäßige und dauerhafte Umsetzung und die Freude an der Bewegung.

Wie wäre es, regelmäßig z. B. abends mit dem Lebenspartner oder mit Freunden spazieren zu gehen? Oder öfter mit dem Fahrrad zur Arbeit fahren. Wer mit öffentlichen Verkehrsmitteln fährt, kann eine Haltestelle vorher aussteigen und zu Fuß weiter gehen oder öfter mal die Treppe, statt den Aufzug zu benutzen. Diese Aktivitäten summieren sich über den Tag verteilt. Wenn Übergewicht abgebaut wurde, ist joggen eine natürliche Art sich zu bewegen und erfordert keine aufwendige Ausstattung, außer ein Paar guten Laufschuhen, welche auch das Gewicht aufnehmen können.

Ein Fitnessstudio bietet eine wunderbare Gelegenheit seine Muskeln zu stählen, seine Ausdauer zu verbessern und so zusätzliche Kalorien zu verbrennen.

Wenn Sie kein Fitnessstudio-Typ sind, sollten sie über die Anschaffung eines Crosstrainers nachdenken. Dieser beansprucht enorm viele Muskelpartien und ersetzt das Laufen im Freien, zusätzlich wird noch der Oberkörper beansprucht. Ein Heimtrainer-Fahrrad leistet auch gute Dienste, auch wenn hier weniger Kalorien verbrannt werden als beim Crosstrainer. Ein Laufband ist auch eine tolle Alternative. Hier sollte man allerdings beachten, dass man eine Steigung von ca. 2 bis 4 % einstellen sollte, denn nur so hat man ungefähr den Widerstand, den man auch beim wahren Laufen verspürt.

Gehen Sie gerne schwimmen? Ein Freizeitbad ist auch eine tolle Möglichkeit zum Entspannen und den Stoffwechsel mal wieder auf Trab zu bringen. Interessant sind auch Hallensportarten, welche man mit einem Partner ausführen kann. Tennis, Badminton, Tischtennis oder Squash um nur einige zu nennen.

Im Grunde eignet sich jede Form von Bewegung, um den Stoffwechsel in Schwung zu bringen. Bewegung sollte mit Spaß verbunden sein, dann freut man sich auf das Ereignis und tut seinem Körper Gutes.

Der 12 Punkte Plan – Typ-2-Diabetes erfolgreich Heilen!

Leider helfen Medikamente bei einer Diabetes Erkrankung oft nicht weiter, deswegen muss oder sollte man Eigenverantwortung übernehmen und seinen Lebensstil, insbesondere den Punkt der Ernährung überdenken, aber auch Bewegung und Stressabbau sind notwendig um die Blutzuckerwerte zu verbessern bis hin zur Gesundung.

Folgenden Plan sollten Sie in die Praxis umsetzen:

1. Zuerst gilt es den Körper von Giftstoffen zu befreien. Daher fängt man mit einer Entgiftung des Darms an, denn unser Darm ist ein wichtiger Schlüssel zur Heilung, der nicht vernachlässigt werden darf. Wenn der Darm gesund ist, sind Sie es auch, das gilt nicht nur für die Diabetes Erkrankung. Im Kapitel *„Der Darm entscheidet über den Heilungsprozess"* finden Sie alles Wichtige hierzu!

2. Wenn der Darm keine Schlacken und Abfallstoffe mehr enthält, beginnt die eigentliche Therapie. Dazu nehmen Sie täglich ein grünes Superfood Getränk zu sich, idealerweise zum Frühstück. Eine Auswahl der Superfood Getränke finden Sie im Kapitel: *„Die Natur hat oft die bessere Medizin."*

3. Bringen Sie Ihre Bauchspeicheldrüse wieder zum Arbeiten. Im Kapitel *„Die Bauchspeicheldrüse heilen"* finden Sie eine Anzahl von natürlichen Lebensmitteln und Wirkstoffen, die Ihre Bauchspeicheldrüse anregen werden. Sie müssen nicht alle davon anwenden, es reicht mit 2 Nährstoffen über eine Dauer von ca. 4 Wochen anzufangen. In dieser Zeit sollten sich Ihre Blutzuckerwerte verbessern. Danach können Sie 2 weitere Wirkstoffe ausprobieren, über den gleichen Zeitraum.

4. Versuchen Sie auf jeden Fall die Nahrungsmittel aus dem Kapitel *„Blutzucker senken mit Nahrungsmitteln"* in Ihre Nahrungskette einzubauen. Je mehr davon desto besser.

5. Sorgen Sie dafür, dass ausreichend Mineralstoffe aus dem Kapitel *„Mineralstoffe – Wichtige Helfer bei der Heilung"* Ihrem Körper zur Verfügung stehen. Chrom darf auf keinen Fall vernachlässigt werden.

6. Schützen Sie Ihre Zellen und nehmen Sie Antioxidantien zu sich. Im Kapitel *„Antioxidantien bieten Schutz"* finden Sie wichtige Helfer. Vitamin C darf hier nicht vernachlässigt werden aber auch die anderen vorgestellten Antioxidantien haben viele Vorteile.

7. Die beiden Vitalstoffe aus dem Kapitel *„Vitalstoffe zur Bekämpfung von Diabetes"* können bei einigen Betroffenen wahre Wunder bewirken.

8. Beachten Sie bitte auch, welche Süßstoffe Sie mit Ihrer Nahrung aufnehmen, denn Zucker ist nicht gleich Zucker! In den Kapiteln *„Vorsicht vor Süßstoffen"* und *„Stevia – Eine süße Versuchung"* finden Sie mehr Informationen darüber!

9. Die Ernährung ist ein Schlüssel zur Heilung von Diabetes. Versuchen Sie sich an die Empfehlungen aus dem Kapitel *„Das A und O einer gesunden Ernährung"* zu orientieren, Sie werden schnell feststellen, dass man damit in kurzer Zeit tolle Ergebnisse erzielt.

10. Wenn Sie schon einmal eine Heilfastenkur ausprobiert haben, kennen Sie die vielen Vorzüge dieser Therapie. Bei Diabetikern kann sich eine Kur sehr positiv auf die Blutwerte auswirken.

Versuchen Sie einmal pro Jahr eine Heilfastenkur durchzuführen, Sie werden sich danach wie ein Jungbrunnen fühlen! Im Kapitel *„Heilfasten – Wirksam bei Diabetes"* mehr dazu.

11. Stress ist ein bedeutender Faktor bei vielen Erkrankungen, vor allem aber auch bei Diabetes. Bauen Sie Stress ab, ihr gesamter Zustand wird sich verbessern. Das Kapitel *„Stress führt zu Übergewicht und Diabetes"* zeigt auch, wie Sie mit einer einfachen Methode Stress abbauen können!

12. Zu guter Letzt darf ein weiterer wichtiger Schlüssel zur Heilung nicht fehlen. Ohne ausreichende Bewegung wird Ihr Stoffwechsel nicht dazu beitragen können, den Heilungsprozess in Gang zu bringen. Im Kapitel *„Sport und Bewegung - Optimale Diabetes Killer"* finden Sie viele gute Anregungen um ihren Organismus in Schwung zu bringen!

Schlusssatz

Erfahrungsgemäß lässt sich Typ-2-Diabetes mit dem hier vorgestellten 12 Punkte Plan sehr gut therapieren bis hin zur Heilung. Eine Diabetes Erkrankung, die viel Elend mit sich bringt und immer häufiger auftritt, muss also nicht sein. Selbst bei einer Typ-1-Diabetes Erkrankung kann man eine Verbesserung erreichen, im Anfangsstadium sogar heilen.

Zur Behandlung einer Erkrankung ist viel Eigeninitiative, Engagement und Ausdauer notwendig. Dennoch kann die Therapie Spaß machen – und schließlich wird man durch Erfolg belohnt. Dies ist der Antrieb, um mit dem neuen Ansatz weiter fortzufahren.

Ich würde mich freuen von Ihnen zu hören. Versuchen Sie einfach Mal 4 Wochen den Plan anzuwenden, um sich dann die Blutwerte vorher und nachher von einem Arzt bestätigen zu lassen. Möglicherweise wird Ihr Hausarzt nach 4 Wochen erstaunt über die guten Werte bei Ihnen sein!

Über eine nette Bewertung im Anschluss an Ihren Arztbesuch würde ich mich sehr freuen.

Ihre Claudia Berger